AF567779

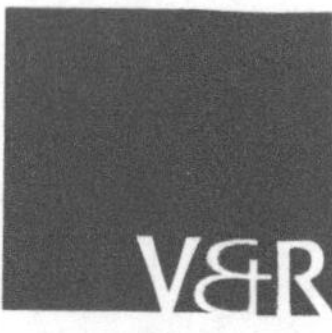
V&R

Leben.Lieben.Arbeiten **SYSTEMISCH BERATEN**

Herausgegeben von
Jochen Schweitzer und
Arist von Schlippe

Anke Lingnau-Carduck/Katharina Kronenberg

Von der Erschöpfung zur Lebensfreude

Systemische Gesundheitsförderung in fünf Sitzungen

Mit 6 Abbildungen und einer Tabelle

Vandenhoeck & Ruprecht

Bibliografische Information der Deutschen Nationalbibliothek:
Die Deutsche Nationalbibliothek verzeichnet diese Publikation in der Deutschen Nationalbibliografie; detaillierte bibliografische Daten sind im Internet über https://dnb.de abrufbar.

Umschlagabbildung: Shchipkova Elena/shutterstock.com

Satz: SchwabScantechnik, Göttingen
Druck und Bindung: ⊕ Hubert & Co. BuchPartner, Göttingen
Printed in the EU

Vandenhoeck & Ruprecht Verlage | www.vandenhoeck-ruprecht-verlage.com

ISSN 2625-6088
ISBN 978-3-525-40753-0

Inhalt

II Die systemische Beratung

III Am Ende

Zu dieser Buchreihe

Die Reihe »Leben. Lieben. Arbeiten: systemisch beraten« befasst sich mit Herausforderungen menschlicher Existenz und deren Bewältigung. In ihr geht es um Themen, an denen Menschen wachsen oder zerbrechen, zueinanderfinden oder sich entzweien und bei denen Menschen sich gegenseitig unterstützen oder einander das Leben schwermachen können. Manche dieser Herausforderungen (Leben.) haben mit unserer biologischen Existenz, unserem gelebten Leben zu tun, mit Geburt und Tod, Krankheit und Gesundheit, Schicksal und Lebensführung. Andere (Lieben.) betreffen unsere intimen Beziehungen, deren Anfang und deren Ende, Liebe und Hass, Fürsorge und Vernachlässigung, Bindung und Freiheit. Wiederum andere Herausforderungen (Arbeiten.) behandeln planvolle Tätigkeiten, zumeist in Organisationen, wo es um Erwerbsarbeit und ehrenamtliche Arbeit geht, um Struktur und Chaos, um Aufstieg und Abstieg, um Freud und Leid menschlicher Zusammenarbeit in ihren vielen Facetten.

Die Bände dieser Reihe beleuchten anschaulich und kompakt derartige ausgewählte Kontexte, in denen systemische Praxis hilfreich ist. Sie richten sich an Personen, die in ihrer Beratungstätigkeit mit jeweils spezifischen Herausforderungen konfrontiert sind, können aber auch für Betroffene hilfreich sein. Sie bieten Mittel zum Verständnis von Kontexten und geben Werkzeuge zu deren Bearbeitung an die Hand. Sie sind knapp, klar und gut verständlich geschrieben, allgemeine Überlegungen werden mit konkreten Fallbeispielen veranschaulicht und mögliche Wege »vom Problem zu Lösungen« werden skizziert. Auf unter 100 Buchseiten, mit etwas Glück an einem langen Abend oder einem kurzen Wochenende zu lesen, bieten sie zu dem jeweiligen lebensweltlichen Thema einen schnellen Überblick.

Die Buchreihe schließt an unsere Lehrbücher der systemischen Therapie und Beratung an. Unsere Bücher zum systemischen Grundlagenwissen (1996/2012) und zum störungsspezifischen Wissen (2006) fanden und finden weiterhin einen großen Leserkreis. Die aktuelle Reihe erkundet nun das kontextspezifische Wissen der systemischen Beratung. Es passt zu der unendlichen Vielfalt möglicher Kontexte, in denen sich »Leben. Lieben. Arbeiten« vollzieht, dass hier praxisbezogene kritische Analysen gesellschaftlicher Rahmenbedingungen ebenso willkommen sind wie Anregungen für individuelle und für kollektive Lösungswege. Um klinisch relevante Störungen, um systemische Theoriekonzepte und um spezifische beraterische Techniken geht es in diesen Bänden (nur) insoweit, als sie zum Verständnis und zur Bearbeitung der jeweiligen Herausforderungen bedeutsam sind.

Wir laden Sie als Leserin und Leser ein, uns bei diesen Exkursionen zu begleiten.

Jochen Schweitzer und Arist von Schlippe

Vorwort

Dass Gesundheit »mehr als die Abwesenheit von Krankheit« und ein »Zustand völligen körperlichen, seelischen und sozialen Wohlbefindens« sei – diese wohlklingenden Formeln setzen sich in der Praxis des öffentlichen und privaten Gesundheitswesens wie im privaten Umgang mit der eigenen Gesundheit sehr allmählich, unvollständig und in widersprüchlichen Bewegungen, aber doch in zunehmendem Maße durch. Prävention als Vorbeugung von Krankheiten steht in entwickelten Gesellschaften heute auf zwei Pfeilern: Der »Vorsorge« als der frühzeitigen Erkennung und Behandlung von Krankheiten und der »Gesundheitsförderung« als der Stärkung gesundheitsförderlicher Verhaltens- und Erlebnisweisen von Menschen, auch wenn sie (noch) nicht krank sind.

Dieses Buch ist ein markanter Beitrag zur Gesundheitsförderung. Entsprechende Angebote zu dieser gibt es in den Bereichen Bewegung, Ernährung und Entspannung schon seit einigen Jahren. Psychosoziale (»seelische und gemeinschaftliche«) Gesundheitsförderung ist jüngeren Datums, aber entwickelt sich in Deutschland derzeit rasch. Es finden sich Angebote zur Selbstwertförderung, zur Motivierung zu Gesundheitsverhalten, zum achtsamen Umgang mit sich selbst. Auf einer kollektiven Ebene haben viele Kommunen und Landkreise Stabstellen für kommunale Gesundheitsförderung eingerichtet, die sich zum Beispiel um den Schutz vor Mobbing und Cyberbullying oder um die Entstigmatisierung psychischer Probleme kümmern. In Betrieben werden auf Initiative der Gewerkschaften inzwischen »psychosoziale Gefährdungsbeurteilungen« durchgeführt und Resilienz-Trainings für Mitarbeitende in Risikoberufen angeboten. Auch die Krankenkassen, lange Zeit ausschließlich und heute immer noch vorwiegend Finanziers des »Reparaturbetriebs Gesundheitswesen«, machen da mit und investieren in einen »Präventionsfonds«, aus denen interessante und innovative Angebote finanziert werden.

Dieses Buch stellt ein – so möchte ich es charakterisieren – sehr liebevolles, lebensfreudiges und zeitökonomisches Angebot der Gesundheitsförderung vor, nicht allein, aber in nennenswertem Ausmaß auch durch Krankenkassen finanziert. Anke Lingnau-Carduck und Katharina Kronenberg bieten im Rheinland sowohl Gesundheitsförderungsseminare als auch auf fünf Sitzungen begrenzte individuelle lösungsorientierte Beratungen (Markenzeichen: »LOB«) an. In diesem Buch schildern sie anhand von drei beeindruckenden Fallbeispielen ihre Praxis und die dieser zugrundeliegenden Theorien und Werthaltungen. Was sie dabei tun, wird erfahrenen Systemischen Praktikern und Praktikerinnen oft vertraut sein. Aber wie sie dies tun, in welchem Spirit, in welcher Freundlichkeit, mit wie viel Kreativität und Poesie sie ihre Klientinnen und Klienten auf deren Weg »von der Erschöpfung zur Lebensfreude« begleiten – das leuchtet der Leserin und dem Leser aus diesem Text entgegen, und das scheint mir besonders.

Ganz nebenbei illustriert dieses Buch auch, wie viel Gutes bei Besorgnis erregenden, aber noch nicht chronifizierten (»subsyndromalen«) Gesundheitsproblemen eine niedrigschwellige, in diesem Fall auf fünf Sitzungen begrenzte, systemische Beratung bewirken kann. Psychosoziale Gesundheit wird auch in Zukunft eine Aufgabe nicht nur von Medizinerinnen und Psychologen als derzeitigen staatlich approbierten »Heilberufen«, sondern in großem Umfange von Menschen aus Berufsgruppen wie der Sozialpädagogik, der Sozialen Arbeit, den Sozialwissenschaften – unter anderem mit einer qualifizierten (zum Beispiel systemischen) – Qualifikation sein.

Jochen Schweitzer

Vorfreude

Der Kontakt mit dem Thema *Systemische Gesundheitsförderung* entstand im persönlichen Leben, in freier Praxis, in der Entwicklung von Fort- und Weiterbildungskonzepten sowie über das Projekt »LOB – Lösungsorientierte Beratung« für eine große Krankenkasse.

Die Erfahrung, gesundheitsförderlich wirksam zu sein mit basaler systemisch-konstruktivistischer, lösungsorientierter Arbeit in den Kontexten jenseits der Heilkunde, bedeutet für die Autorinnen, zugleich den Fokus auf das Wesentliche zu legen und stringent den aktuellen Bedarfen des Menschen zu folgen.

In Zeiten der Erschöpfung oder in scheinbar kraft- und ausweglosen Situationen Ressourcen zu entdecken, zu aktivieren, zu ankern und mit Kreativität und Humor wieder Lebensfreude zu (er)finden, ist eine tiefgreifende Selbst – Erfahrung mit dem hohen Risiko der gesundheitsförderlichen Wechselwirkung für Begleiter*innen!

»It's simple but not easy«[1]

1 Steve de Shazer, zit. nach Aambø, 2012, S. 13.

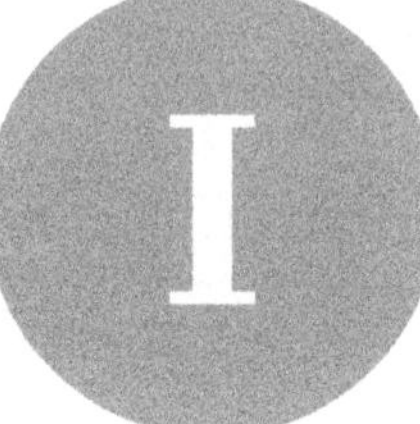

Der Kontext

1 Erschöpfung: Wirklichkeitsraum und Möglichkeitsraum

Gesundheit ist weniger ein Zustand als eine Haltung.
Und sie gedeiht mit der Freude am Leben.
Thomas von Aquin (1224–1274),
zit. nach Ansorg, 2007, Seite 43

In unseren komplexen, schnelllebigen und zunehmend digitalisierten Arbeits- und Lebenswelten geraten Menschen zunehmend in Belastungssituationen, die mit Erschöpfung, Kraftlosigkeit und steigendem inneren Leistungsdruck einhergehen. Oftmals führen diese Belastungen zu Krankheiten auf physischer, psychischer und psychosomatischer Ebene. Die Folge der Erschöpfung mit eingeschränkter Arbeitsfähigkeit potenziert den inneren Leistungsdruck, erweitert um den Anspruch einer möglichst schnellen Wiederherstellung der »alten« Gesundheit vor allem in Hinblick auf die eigene Leistungsfähigkeit.

1.1 Temporäre Erschöpfungszustände zwischen Lebensproblem und psychischer Störung

Auf den ersten Blick sind temporäre Erschöpfungszustände einfache Lebensprobleme, die jedoch im Falle von Diagnosen, wie zum Beispiel Angststörungen, Depression oder Burn-out schnell die Komplexität des Problems erahnen lassen und häufig zu einer Verstärkung der Symptomatik führen.

Menschen, die unter einem Verlust ihrer Vitalität und Arbeitskraft leiden, entwickeln eine große Sehnsucht danach, Lebendigkeit und Lebensfreude wiederzuerlangen. Das Spannungsfeld von den Anforderungen einer Individualisierung und Leistungsoptimierung auf der einen Seite hin zu einem erlebten Werteverlust in Sinnhaftigkeit auf der anderen Seite fordert einen Veränderungsprozess, der zunächst kaum als intrinsisch motiviert wahrgenommen wird. Als Veränderungsprozesse werden familiär, gesellschaftlich und organisational Anpassungsprozesse gefordert, die schnell die persönliche Lebens- und Arbeitswelt in allen Säulen der Identität berühren können. Der Blick auf mich selbst, das Verstehen meiner eigenen Entwicklungsgeschichte, psychischer und somatischer Erfahrungen, die Wahrnehmung und Reflexion erlebter Rückkopplungen in Diversität, verbunden mit meinen eigenen visionären Zukunftsvorstellungen, lassen die komplexen Anforderungen und Einschränkungen des Lebens deutlich werden. Die Grundbedürfnisse des Menschen, in seiner Einzigartigkeit gesehen und gehört zu werden, sich zugehörig zu fühlen und seine Aktivitäten sinnvoll gestalten zu können, erfordern echten und kongruenten Kontakt mit sich selbst und mit anderen, um priorisiert Entscheidungen zu treffen, Selbstwirksamkeit, Selbstverwirklichung zu ermöglichen und gesund zu sein.

1.2 Wege in unsere Beratungen

Menschen unterschiedlichen Alters, Geschlechts und kultureller Herkunft finden den Weg in unsere Beratung zur Systemischen Gesundheitsförderung. Der Anlass sind meist psychische Beeinträchtigungen, oft mit physischen Begleiterscheinungen. Sie kommen mit Veränderungswünschen, die sich auf verschiedene Kontexte ihres Lebens beziehen. Diese Menschen gewähren uns Berater*innen Einblick in die komplexen Herausforderungen, die das Leben für sie bereithält und ebenso in ihre unzähligen Bewältigungsstrategien. Sie wagen in Fremdheit das Experiment des »sich Anvertrauens«, getragen von der Hoffnung auf gelingende, konstruktive Veränderung durch gemeinsam gestaltete Prozesse. Das Kennenlernen ist geprägt von dem Erleben einer Zeit in Krankheit, Verlust und Sorge, in großem Unterschied zu vergangenen vitalen und energiereichen, gesunden Lebenszeiten. Dieses Erleben ermöglicht vielen Kund*innen die Entscheidung, sich im Außen Unterstützung und Begleitung zu suchen. Es scheint Zeiten zu geben, in denen das Leben an sich zu schwer zu tragen ist, in denen der Körper, die Psyche oder der Geist den Anforderungen nicht gewachsen sind. Auf der Suche nach Erklärungen und Ursachen für den besorgniserregenden Zustand auf körperlicher und psychischer Ebene erhalten diese Menschen häufig eine Diagnose, die den Wirklichkeitsraum zunächst oft entlastet, gibt sie doch Worte für den Zustand und lässt wissen, dass es auch andere Menschen gibt, die solche Zustände der Erschöpfung kennen. Die Diagnosen stellen sie jedoch auch vor die nächste Anforderung: Wege in die Veränderung zu finden, um Hoffnung für Möglichkeiten in der Zukunft zu sehen, wieder zu einem Leben in Energie und Kraft zurückzukehren und Lebensfreude zu (er)finden.

Neben den Kontexten in unseren freien Praxen finden Kund*innen über das Format LOB (lösungsorientierte Beratung) einer gesetzlichen Krankenkasse den Weg zu unseren Angeboten systemischer Gesundheitsförderung. Das Format LOB bietet Menschen, die aus psychischen Gründen erkrankt sind und mit einer F-Diagnose in dem heilkundlichen Feld begutachtet wurden (psychische oder Verhaltensstörung nach dem Kapitel V ICD–10), eine direkte Hilfe mit niedrigschwelligem Zugang an. Häufig nehmen dies Versicherte in Anspruch, die aufgrund der langen Wartezeiten zunächst einmal keinen Platz in Psychotherapeutischen Praxen finden. So kann die lösungs- und kurzzeitorientierte Beratung eine wertvolle Brückenfunktion bieten, um die Wartezeit effektiv für eine persönliche gesundheitsförderliche Entwicklung zu nutzen.

Sowohl lebens- als auch arbeitsweltliche Themen können besprochen werden. Die Kund*innen werden über die jeweiligen Krankengeldfallmanager*innen über das Angebot informiert und nach Rücksprache mit den Berater*innen zur systemischen Gesundheitsförderung an selbige weiterverwiesen. Längstens fünf Beratungen sind möglich, in dringenden Ausnahmen wird auch eine Verlängerung von drei Beratungen genehmigt. Es erfolgt im Einvernehmen mit dem Kunden*der Kundin eine Rückmeldung an die Krankengeldfallmanager*innen über das abstrakte Ergebnis der Beratung – gegebenenfalls auch mit Empfehlungen zu möglichen alternativen Hilfsangeboten.

Ziel der Krankenkasse für dieses Angebot der lösungsorientierten Beratung ist es, die Arbeitsfähigkeit wiederherzustellen und somit die Dauer eines Krankengeldbezugs zu reduzieren. Die Ziele der Kund*innen werden in der Auftragsklärung der ersten Sitzung erarbeitet. Für die systemisch qualifizierten Berater*innen findet das Explorieren des Wirklichkeitsraumes, also das Erleben der Vergangenheit bis hin zur Gegenwart, in den fünf Sitzungen der systemischen Gesundheitsförderung ebenso Platz wie das Explorieren des Möglichkeitsraumes, die Wünsche und Hoffnungen für die Zukunft.

Die systemische Gesundheitsförderung in fünf Sitzungen arbeitet, unabhängig von dem Überweisungskontext, kundenorientiert sowohl im Einzel- als auch im Mehrpersonensetting. Sie richtet sich neben den Kund*innen immer auch an die Familienangehörigen, bezieht sie durch zirkuläre Fragen mit ein und ermutigt die Hilfesuchenden, ihre Verwandten auch zu den Terminen in Präsenz einzuladen. Der Mehrwert durch erlebtes gemeinsames Tun auf dem Weg der Gesundheitsförderung hilft dem gesamten Familiensystem, einen Weg von sorgenvoller Fokussierung auf das Leiden hin zu eigenwirksamen Ideen von druckfreien Unterstützungsräumen zu finden. Die vielleicht in Unsicherheit und sorgenvoller Rücksichtnahme vermiedenen Themen rund um die Erkrankung finden mit Unterstützung der Berater*in Ausdruck und den Weg zurück zu einer gemeinsamen transparenten Kommunikation. Ideen werden geboren, Unterstützungsangebote werden ausgehandelt und die Vielfalt der familiären Lebensthemen werden wieder gleichberechtigter in den Blick genommen. Hoffnung auf gesunde Veränderung entsteht. Die Familienangehörigen helfen mit, bewährte Copingstrategien der Vergangenheit zu finden, Zugänge zu den persönlichen und den familiären Ressourcen wieder zu aktivieren und Visionen der Zukunftsgestaltung entstehen zu lassen.

2 Theoretische Konzeptualisierung

Wir erzeugen die Welt, in der wir leben,
buchstäblich dadurch, dass wir sie leben.
Maturana, zit. nach Lindner, 2015, Seite 387

Im Kontext systemischer Gesundheitsförderung treffen wir auf Kund*innen, die eine Veränderung in Krisenzeiten, in Veränderungszeiten und Ordnungsübergängen anstreben. Vielfältige Theoriekonzepte stehen uns für die Entwicklung eines fachlich und wissenschaftlich fundierten Konzeptes zur Verfügung. Im Folgenden beschreiben wir kurz einige der aus unserer Sicht tragenden theoretischen Grundlagen, die uns zu der Entwicklung unseres Konzeptes geführt haben.

2.1 Lebende Systeme und ihre inneren Landkarten

Lebende Systeme organisieren sich in Paradoxien und Ambivalenzen und die Herausforderung für den Menschen besteht immer wieder darin, auf der dialektischen Linie zwischen den Polen beweglich und mobil in selbstwirksamem Erleben und Veränderungsbereitschaft zu bleiben. Kommunikative Rückkopplungen in Dialog und Reflexion sind hilfreich für den organischen Rhythmus von Komplexitätserhöhung und Komplexitätsreduktion. Die Komplexität des Lebens in beständiger Gegenwärtigkeit ist spürbar, jedoch nicht erfassbar für unsere sinnhafte Begrenzung. So sind wir permanent gezwungen, die Komplexität in einer Art zu reduzieren, die unsere Handlungsfähigkeit ermöglicht und erhält. Die Ausrichtung der Sinne bestimmt den Fokus, die Auswahl der wahrnehmbaren Teile der komplexen Umgebung. »So entwerfen wir alle anhand von Lebenserfahrungen von der Welt unsere individuelle innere Landkarte, an der wir uns orientieren. Wir lernen, Ereignissen bestimmte Bedeutungen zu geben (Namen, Erklärungen, Bewertungen), ziehen daraus Schlussfolgerungen und engen unsere Aufmerksamkeit und Umgangsweisen damit ein« (Seidlitz u. Theiss, 2016, S. 35). Innere Landkarten helfen, sich in der Landschaft zurechtzufinden. Sie können uns aber auch in die Irre führen oder auf mühsame Umwege leiten, wenn sie veraltet sind oder entscheidende Informationen fehlen. Das ist häufig der Fall, wenn wir in neue Situationen kommen, sozusagen in eine andere Landschaft. In einer Gebirgsregion ist die Landkarte der benachbarten Steppe wenig nützlich. Die drei Faktoren *Kommunikation, innere Landkarte* und *soziale Wirklichkeit* stehen in Wechselwirkung zueinander. Kommunikation der inneren Landkarte erzeugt die soziale Wirklichkeit. Fokussiert die innere Landkarte die Unwegsamkeit des Geländes, die schlechte Ausrüstung, die Erschöpfung und die geringe Zuversicht auf Bewältigung, so kann sowohl in dem Eigenerleben als auch in der Kommunikation leicht eine Problemtrance entstehen. Es braucht einen Perspektivwechsel, ein Hinwenden zu weiteren Aspekten der inneren und äußeren Umgebung, um die Fokussierung zu lösen und die Landkarte zu verändern. Im Wissen um die Wechselwirkung der drei Faktoren ist die Spende eines Perspektivwechsels in der Kommunikation, zum Beispiel das Benennen eines neuen Aspektes oder Gefühls ein erster Schritt, der zunächst klein erscheint und doch im Inneren Wirkung zeigen wird. Für Menschen in gesundheitlich schwacher Verfassung erscheint dies in abstrakter Vorstellung oft nur schwer erreichbar, bedeutet es doch zunächst eine weitere Erhöhung der Komplexität. Es läuft dem Bedürfnis nach Reduktion, Ruhe und Entspannung zuwider. So braucht es in der systemischen Gesundheitsförderung das mühelose Erleben von landkartenverändernden kommunikativen Anteilen, um eine Begegnung auf der dialektischen Linie zwischen den Polen zu ermöglichen und damit Bewegungsfähigkeit zu entwickeln. Ist der Fokus der Wahrnehmung starr auf den Pol der Krankheit gerichtet, so hilft die Kommunikation über Aspekte der Gesundheit. Bei einer Fokussierung auf das Erleben von Lebensleere unterstützt eine Kommunikation über Momente der Lebensfreude. Eine innere Beweglichkeit hilft, statische Fokussierung zu verflüssigen.

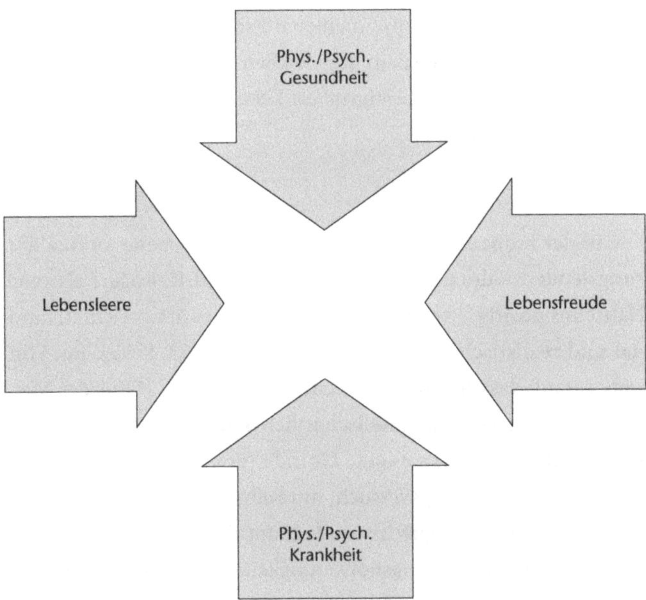

Abbildung 1: Die Polaritäten der systemischen Gesundheitsförderung in ihrem komplementären Verhältnis

2.2 Neuronale Plastizität

Die neuronale Plastizität unseres Gehirns macht es permanent möglich, dass neuronale Netzwerke bei Aktivierung verstärkt und bei Deaktivierung geschwächt werden, sich auch neue Netzwerke bilden lassen. So ist es uns möglich, Ressourcennetzwerke den Problemnetzwerken gegenüberzustellen und herauszufinden, in welchen Bereichen sie nützlich sind und der Gesunderhaltung dienen (Hanswille, 2015, S. 39 ff.).

Eigenreflektorische Erkenntnisse über Zusammenhänge in zirkulären Prozessen des eigenen Lebens, sozusagen der Erfahrbarkeit von neuronalen Netzwerken, unterstützt durch dialogische Rückkopplungen, verhelfen uns zu einer Entscheidungsfreiheit gerade auch in ambivalenten, spannungsreichen Zuständen. Sie ermöglichen Zugänge zu selbstbestimmtem Leben in den eigenen Veränderungsmöglichkeiten.

2.3 Aktualisierungstendenz

Die in der humanistischen Psychologie beschriebene »Aktualisierungstendenz« des Organismus wird von Carl R. Rogers als »von Natur aus positiv – von Grund auf sozial, vorwärtsgerichtet, rational und realistisch« gekennzeichnet (1961/1973, S. 99). Ein Hinweis darauf, dass sich in krankheitlichem Leid die Natur des Menschen auch gegen die gesellschaftlich-kulturelle Beschädigung seines Selbst richtet. Der »gute Grund« für die Entwicklung einer Erkrankung als Lösungsversuch, um Selbstverwirklichung wiederherzustellen. Die biologisch-soziale Natur des Menschen unterliegt individuellen Entwicklungsnotwendigkeiten und kann in kontextuell möglichen Potenzialentfaltungen gesunde Kraft schöpfen. Wechselwirkungen und Rückkopplungsprozesse innerhalb der gesellschaftlich vorhandenen Kontexte haben entscheidenden Einfluss auf die Aussichten auf eine authentische Selbstverwirklichung. So liegt das Veränderungspotenzial in Richtung Gesundheitsförderung sowohl in den intrapersonellen Möglichkeiten als auch in den interpersonellen und gesamtgesellschaftlichen Möglichkeiten der Veränderungen.

Gesundheit wird in ganzheitlicher Sichtweise als körperliches, psychisches und soziales Wohlbefinden definiert. Gesundheitsförderung ist laut der Bangkok-Charta der WHO aus dem Jahre 2005 »der Weg zu einer höheren Lebensqualität«[2]. Gesundheit ist weit mehr als die Abwesenheit von Krankheit, sie ist ein Prozess, der auch in dem gleichzeitigen Erleben von Krankheit möglich ist.

Der Zusammenhang zwischen Gesundheit und selbstbestimmtem Leben ist von zentraler Bedeutung, er lässt uns die soziale Dimension von Gesundheit und Krankheit verstehen. Sozial bedingte gesundheitliche Ungleichheit bewirkt eine Einschränkung des selbstbestimmten Lebens, ist eine Determinante für psychische Gesundheit und Krankheit. Die gesellschaftlichen Indikatoren, wie zum Beispiel Bildungsstatus, Einkommen, Herkunft und gesellschaftliche Positionen bedeuten deutliche Unterschiede hinsichtlich des gesundheitlichen Wohlbefindens der Menschen. »Soll [...] die psychosoziale Dimension einen angemessenen Stellenwert erhalten, dann müssen die personalen und sozialen Bezüge menschlichen Lebens thematisiert werden. Psychisches Gesundsein und Kranksein wird dann zu einer Frage der konkreten Lebensbewegung, die sich stets in der Spannung von Selbst- und Fremdbestimmung jenseits von essentialistischer Selbstfindung und willkürlicher Selbst-er-findung aufhält. [...] es bedarf der verständigen Klärung und Unterstützung in einem Prozess der authentischen Selbstwerdung« (Zurhorst u. Gottschalk-Mazouz, 2008, S. 58 f.). So können wir nur erahnen, wie hoch die Komplexität der Wechselwirkungen solcher Prozesse mit Wirkung auf unser körperliches und psychisches Wohlbefinden, auf unsere Gesundheit ist.

2 https://www.who.int/healthpromotion/conferences/6gchp/bangkok_charter/en/.

2.4 Personzentrierte Systemtheorie

Jürgen Kriz verbindet in seiner *Personzentrierten Systemtheorie* die humanistische Perspektive auf den Menschen mit den Prinzipien der interdisziplinären Systemtheorie von vernetzten Variablen. Der Mensch muss in der Interaktion mit seinen sozialen Mitwelten »in einem Kontext evolutionärer, bio-psycho-sozialer und soziogenetisch-kultureller Entwicklungsdynamik gesehen werden [...]. Zentrale Aspekte wie Sinn, Bedeutung und Kohärenz finden auf der Ebene personaler Prozesse statt – auch wenn diese ganz erheblich durch soziale Prozesse in ihrer biografischen und historischen Dynamik beeinflusst werden« (2017, S. 17). Die mit dem Menschen vernetzten Bedingungen der Lebenswelt, die Variablen, zeigen, dass sie »[...] selbstorganisiert Strukturen bilden und verändern, wobei nichtlineare Entwicklungssprünge typisch sind. Im Zentrum steht die Förderung inhärenter Möglichkeiten zur Weiterentwicklung, indem die Bedingungen verändert werden, welche die leidvollen Strukturen stabilisiert haben« (S. 17).

Das Eingebundensein in die vielfältigen Prozesse des Lebens geht weit über den Fokus auf psychische Prozesse hinaus. Unsere mentalen Zustände, die Interaktionsstrukturen in Familie, in sozialen Netzwerken, am Arbeitsplatz sowie unsere kulturellen Normen, unsere körperliche Befindlichkeit und die medialen Umwelten wirken sich auf unsere Gesundheit aus. Ein großer Teil der inneren Prozesse und der Musterbildung findet auf einer unbewussten Ebene statt. Wir erleben sie so, als geschähen sie von ganz allein, nahezu automatisch. Unsere Intuition erfasst Vorgänge in der Umwelt, die unser Denken, unsere Ratio, zunächst nicht fassen kann. Sie stellt eine Wechselwirkung zwischen dem eigenen Inneren und der äußeren Welt her. Intuitive Wahrnehmung zu nutzen fördert das Potenzial für gelingende Veränderungsprozesse, weil so innere Zukunftsbilder entstehen, die Sinnattraktor werden können. In Rückkopplung gebracht können sie den Mut für veränderte Handlungen spür- und sichtbar werden lassen. Wenn es uns gelingt, Bedeutung und Sinn zu generieren, so ist es möglich, auf dieser Grundlage erstarrte Zustände zu verflüssigen und konstruktiv zu handeln –auch in schwierigen Phasenübergängen des Lebens. »Persönliches Sinnerleben und anschlussfähige Interaktion gehen im gelungenen Fall Hand in Hand. In der unglücklichen Wendung bedeutet die Fähigkeit, eindeutig erscheinende Ordnungen zu erfinden, eine Belastung und Gefahr. Es kommt unter Umständen zu pathologischen Verengungen im Verstehensprozess des eigenen und fremden Handelns. Die vielfältigen Ausdrucksformen des Lebendigen werden eingefroren und unter Umständen zu einem hohen Preis verteidigt« (Kriz, 2005, S. 20).

Die Personzentrierte Systemtheorie versucht dieser Vielfalt und Komplexität konzeptionell gerecht zu werden und bietet ein besseres Verständnis der beständig miteinander wirkenden Perspektivenvielfalt an. Sie unterscheidet vier Prozessebenen: die zentrale Ebene der psychischen Prozesse, die Ebene der interpersonellen Prozesse, die der körperlichen Prozesse und die Ebene der kulturellen Prozesse. Alle vier Ebenen dienen in ihrer Interaktion sowohl der Stabilisierung als auch der Veränderung von Symptomen und Problemen, wobei Entwicklungen nicht linear verlaufen und subjektive und objektive Perspektiven sich komplementär zueinander verhalten. Sie sind nicht getrennt voneinander zu verstehen, sondern spielen zu jedem Zeitpunkt in komplex-dynamischer Weise zusammen. Bedeutsam ist hierbei, dass »jede Interaktion bzw. Kommunikation stets durch das ›Nadelöhr persönlicher Sinndeutungen‹ gehen« muss (Kriz, 2017, S. 135 f.).

Auf der Ebene der psychischen Prozesse werden Sinn und Bedeutung generiert. Wahrnehmung und Handlung werden durch das Fühlen und Denken beurteilt und durch Rückkopplungsprozesse auch auf der interpersonellen Prozessebene musterhaft stabilisiert.

Einflüsse auf der kulturellen Ebene wirken ständig auf uns ein: »Will der Mensch sich in seinem Fühlen, Denken, Handeln selbst verstehen, so muss er die ›Kulturwerkzeuge‹ seiner sozialen Umwelt anwenden [...]. Gemeint sind hier vor allem die Werkzeuge der Sprache. Dabei geht es allerdings keineswegs nur um Begriffe, denn mit ›Sprache‹ werden sozusagen automatisch auch narrative Strukturen, Deutungs- und Erklärungsprinzipien usw. vermittelt. Gerade diese bestimmen unsere Ansichten und Vorstellungen darüber, was wir als gerecht oder ungerecht, richtig oder falsch und wichtig oder unwichtig ansehen« (Kriz, 2019, S. 23). Auf der Ebene der körperlichen Prozesse rahmen die affektiven die kognitiven Prozesse. Grundlegende Entwicklungsbedürfnisse wie Nahrung, Schutz, Unterstützung, Beziehung und Wertschätzung werden auf dem Erfahrungshintergrund des gesamten Lebens in der sozialen Welt musterhaft befriedigt. Die Bedeutungsfelder dieser vier Prozessebenen überlagern sich in dynamischer Weise und zeichnen sich durch die Sinnattraktoren in ihrem Kern aus, d. h. durch zeitlich stabile Interpretationsschemata, Muster. Die Anpassung dieser Muster an sich verändernde Umstände wird häufig durch die gegenseitige Stabilisierung der vier Prozessebenen erschwert. »Veränderungsprozesse könnten dann mit synergetischer Terminologie als ein Bemühen um kritische Instabilitäten beschrieben werden, die neue Ordnungs-Ordnungs-Übergänge in einem vorher erstarrten System ermöglichen sollen« (Flatten, 2011, S. 465). Nehmen wir die Bewältigung vergangener Anpassungsprozesse des gelebten Lebens, die Schaffung neuer Ordnungen, in den Blick, so wird deutlich, dass jeder Mensch bereits eine große Expertise des Gelingens in solchen Übergangsphasen hat. Die Fähigkeiten hierfür sind bereits vorhanden!

3 Haltungen und deren Realisierung auf dem Weg zur Lebensfreude

Nicht wir sollten nur die Haltung,
sondern die Haltung könnte auch uns bewahren![3]
Martin Gerhard Reisenberg (*1949),
Diplom-Bibliothekar und Autor

Unser erstes Fallbeispiel (alle Beispiele sowie die darin erwähnten Personen sind verfremdet und anonymisiert worden) gibt einen Einblick in die Haltung der systemischen Gesundheitsförderung und verdeutlicht die Realisierung des theoretischen Grundverständnisses verbunden mit dem Problemkontext und den Veränderungswünschen von Frau P.

Frau P. ist Erzieherin, Leiterin einer viergruppigen Kita in ihrer kleinen Heimatstadt. Sie hat mit ihren fünfzig Jahren schon einige schwere Zeiten gemeistert und berichtet in der Beratung über ihre große Irritation bezogen auf ihre eigene derzeit überwältigende Schwäche. Sie weint viel und erlebt sich selbst als zunehmend ängstlich und unsicher, auch als körperlich kraftlos. Zum ersten Mal in ihrem Leben hat sie sich für eine längere Zeit krankschreiben lassen und findet seit einiger Zeit keinen Weg zurück zu Gesundheit und kraftvoller Energie. Frau P. erkennt sich selbst nicht mehr wieder, hat ihre innere Balance verloren. Sich selbst zu erkennen, verstehen, was sie eigentlich ausmacht und prüfen, ob und durch was genau davon etwas verloren gegangen ist, wird in dem ersten Beratungsgespräch ein Ziel für Frau P. – verbunden mit dem Wunsch, ein stabiles Gleich-

3 https://www.aphorismen.de/suche?text=Nicht+wir+sollten+nur+die+Haltung%2C+sondern+die+Haltung+k%C3%B6nnte+auch+uns+bewahren%21.

gewicht bezogen auf sich selbst zu finden. Sie beginnt ihre Säulen der Identität zu reflektieren (nachfolgend abgebildet).

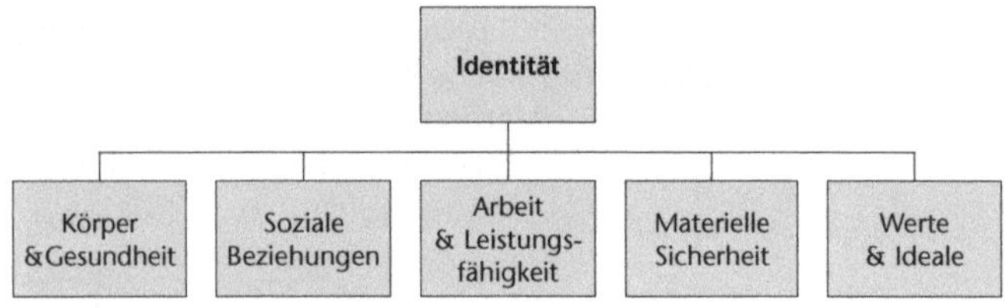

Abbildung 2: Säulen der Identität (angelehnt an Petzold, 1993)

Der gesundheitliche Zustand ihrer Psyche verbunden mit einigen körperlichen Symptomen versetzt Frau P. und ihre Familie seit Monaten in Sorge. Sie findet trotz vieler Arztbesuche keine organische Ursache für ihr Leiden und fragt sich, wie es sein kann, dass sie sich täglich krank und schwach fühlt, ohne erkennbare physische Erkrankung. Die schwere Beeinträchtigung ihrer Gesundheit, dieser Säule ihrer Identität, trifft Frau P. zum ersten Mal in ihrem Leben in dieser Härte. Sie folgt im Gespräch mit der Beraterin den Netzwerken in ihrem Inneren und findet heraus, wie sehr durch dieses Erleben auch die anderen Säulen beeinträchtigt werden. Sie ist nicht mehr leistungsfähig, inzwischen muss sie mit den 60 % Krankengeld auskommen, ohne die Perspektive einer zeitnahen Rückkehr in die Kita einnehmen zu können. Um ihre wirtschaftliche Situation zu sichern, müssen einige geplante Anschaffungen nun warten. Ihre Ängste hindern sie an der Pflege der sozialen Beziehungen, sie verlässt kaum mehr das Haus und schämt sich für ihren Zustand. Sie möchte nicht, dass Freunde, Bekannte oder Arbeitskolleg*innen sie so erleben. Die offenen und fröhlichen Gespräche und Unternehmungen mit ihrem Mann und ihren beiden Kindern haben nachgelassen. Ihre Familie ist besorgt und vorsichtig mit ihr, manchmal auch genervt davon, dass in der Freizeitgestaltung nicht mehr so viel möglich ist. Frau P. findet sich in der Ambivalenz, dass sie die Rücksichtnahme, den Schutz und die Unterstützung ihrer Familie wünscht und sie sich ebendies gleichzeitig in dem Versuch der alten Stärke verbittet. Allein in der Säule ihrer Werte und Ideale findet Frau P. konstant bestehende Inhalte. Sie schöpft immer noch Kraft aus ihrem ausgeprägten Familiensinn. Ihre feste Überzeugung, dass es wichtig ist, ein heimeliges Zuhause mit klaren Aufgaben für sie als gute Mutter zu gestalten, hilft ihr täglich, die Struktur zu halten und dem Bedürfnis, einfach liegen zu bleiben, zu widerstehen. Ihr Glaube und die damit verbundenen Rituale erlauben stille Momente der inneren Ruhe. So beginnt Frau P., eine Verbindung zu schaffen zwischen ihren Werten und ihrer Gesundheit – sozusagen eine intrapersonelle Brücke zwischen diesen beiden Säulen zu bauen.

Die systemische Gesundheitsförderung begegnet dem Menschen in kongruent erlebbarer Haltung voller Respekt, Wertschätzung und -schöpfung, Ressourcen- und humorvoller Kund*innenorientierung. Sie zeigt sich neugierig interessiert an den Leiderfahrungen und Copingstrategien ihres Gegenübers, an den mentalen Zuständen, an den Wünschen, Sehnsüchten und Visionen für eine vitale Zukunftsgestaltung. Die Einbeziehung kontextuell bedeutsamer Menschen für die Öffnung des Veränderungspotenzials ist gleichermaßen selbstverständlich wie die Unterstützung bei eigenreflektorischen Bemühungen. Sie ermutigt zuversichtlich, die Phasen der Erkrankung gewinnbringend in den Prozess der Gesundung zu integrieren. Dazu gehört auch eine Aktivierung der Trennungskompetenzen, etwa sich von der Vorstellung zu verabschieden, es sei erst dann wieder gut, wenn der alte Zustand von vor der Erkrankung wiederhergestellt ist.

Frau P. schaut zum Abschluss ihrer ersten Sitzung auf ihr gestaltetes Plakat mit den detailreich gefüllten Säulen ihrer Identität. Sie hört gleichzeitig die wertschätzende Zusammenfassung der Beraterin. Nachdenklich formuliert sie ihre Emotion und die begleitenden Gedanken: »Zum ersten Mal seit langem spüre ich wieder eine Art Stolz auf all das, was ich in meinem Leben geschafft habe. Auch wenn es derzeit beschädigt ist, so hilft vielleicht mein Glaube daran, dass irgendwie alles schon gut werden wird. Ich weiß nur noch nicht, wie. Als meine Tochter mit sieben Jahren einen schweren Autounfall hatte und wir um ihr Leben bangten, hat mich und sicher auch sie dieser Glaube getragen. Merkwürdig, dass mir das nun wieder einfällt. Ich möchte Ihnen für unser Gespräch danken. Schon lange habe ich von niemandem mehr so viel Anerkennung bekommen für das, was ich geschafft habe, was mich ausmacht. Sie haben durch ihre Worte deutlich gemacht, dass Sie mich sehen können, obwohl ich dachte, mich sieht man gar nicht mehr.«

Haltung ist in der systemischen Gesundheitsförderung das tragende Element zur Realisierung. Es lohnt sich sehr, Haltung in ihren verschiedenen Facetten anzuschauen, um zu verstehen, wofür es gut und nützlich ist, immer wieder neu zu entscheiden, sich um diese Haltungen bemühen zu wollen.

3.1 Wertschätzung

Wertschätzung bedeutet nicht nur, Anerkennung auszudrücken, sondern auch Respekt und Achtung vor der Lebensleistung des*der anderen zu empfinden. Wir wissen aus der Hirnforschung, was im Körper passiert, wenn wertschätzende Kommunikation verbal und nonverbal stattfindet.

Eine wertschätzende Kommunikation …

- setzt Dopamin frei, was wiederum Konzentration und Leistungsfähigkeit stärkt
- optimiert die Versorgung mit Oxytocin, sodass Vertrauen entstehen kann und das Bindungssystem aktiviert wird
- erzeugt ein Gefühl von Selbstwirksamkeit und wirkt präventiv im Hinblick auf Depressionen
- regt das Motivationssystem an
- reduziert das Erleben von Stress durch eine gute Versorgung mit Cortisol und Endorphinen
- reduziert Versagensängste
- wirkt positiv das Selbstwertgefühl
- findet Worte und Bilder
- ermutigt, sich mitzuteilen und anzuvertrauen
- ermöglicht Begegnung auf Augenhöhe

(vgl. Hanswille, 2015, S. 51).

3.2 Lösungsorientierung

Nahezu automatisch, führt eine wertschätzende und wertschöpfende Kommunikation zu einer ersten *Lösungsorientierung.* In der Wertschätzung beginnt bereits die Suche nach Ressourcen, nach den zu würdigenden Teilen im Leben bis heute, im Wirklichkeitsraum. Wir fokussieren uns auf Zeiten, in denen es Ausnahmen vom akut empfundenen Leid gab, Zeiten, in denen die Dinge gut gelangen, in denen freudvolle und motivierende Lebensenergien spürbar waren. Wir finden auch die Copingstrategien, die Bewältigungsmechanismen in vergangenen schweren Zeiten mit gutem Ausgang. Das führt uns zu der zentralen Annahme, dass jedes System bereits über alle Ressourcen verfügt, die es zur Lösung seiner Probleme benötigt – es nutzt sie derzeit vielleicht nur nicht. Um die Ressourcen aufzufinden, braucht man sich also nicht zu intensiv mit dem Problem zu beschäftigen, der

Fokus liegt von vornherein auf der Konstruktion von Lösungen und Zielen. Oft finden sich Lösungen in anderen Kontexten als Probleme. »Die moderne Hirnforschung weist darauf hin, wie bedeutsam eine Lösungs- und Zukunftsorientierung für das Entwickeln neuer Verhaltensweisen ist. Sie konnte eindrucksvoll zeigen, dass imaginierte zukünftige Handlungen ähnliche hirnorganische Prozesse auslösen wie entsprechende konkrete Tätigkeiten in der Gegenwart« (Hanswille, 2015, S. 27).

Zu der zweiten Sitzung bringt Frau P. ein Schulheft mit Texten und Gedichten mit. Sie erzählt, wie lange sie nach diesem Heft gesucht hatte, denn es war in Vergessenheit geraten. Sie möchte zeigen, wie sie es damals in Worte gefasst hat, als sie mit Hilfe ihres Glaubens Zuversicht gewonnen hat, dass ihr Kind nach dem Unfall wieder gesund wird. Sie hatte selbst geschrieben und auch Texte abgeschrieben. Ein Gedicht von Hilde Domin hat sie als Kraftgeber für ihre heutige Situation ausgewählt. Sie hat es neu für sich mit Aquarellkreide auf eine gebrochene Schiefertafel geschrieben, ästhetisch schön:

Nicht müde werden,
sondern dem Wunder
leise
wie einem Vogel
die Hand hinhalten[4]

Frau P. hat offenbar zwischen den Sitzungen Energie gefunden und wie eine Anglerin einen kraftgebenden Schatz aus dem Ozean ihres Lebens gefischt. Dieser Schatz lässt sie nicht nur die Verbindung zu der Säule ihres Glaubens, sondern auch zu der Säule ihrer sozialen

4 Lutz Hochreutener (2009, Seite 139).

Beziehungen sehen und spüren. Die schöne Ausgestaltung, die ausgedrückte Liebe zu ihrem Kind und die selbstwirksame innere Weiterarbeit an ihren Themen geben viel Anlass zu erneuter Wertschätzung. In dem Gedicht bietet Frau P. ein inneres Bild und eine Metapher für die weitere Arbeit an. Wie sieht das Wunder aus, dem sie heute die Hand für sich selbst hinhält? Wenn das Wunder in der Gestalt eines Vogels näherkommen würde, was wären die besonderen Merkmale dieses Vogels – innerlich und äußerlich? Welche Fähigkeiten und Ressourcen wären ihm zu eigen?

3.3 Ressourcenorientierung

Ressourcen und Kompetenzen sind in jedem Menschen zu jeder Zeit auf den folgenden vier Ebenen vorhanden. Der Zugang (und damit die Nutzung der vorhandenen Ressourcen) ist aus diversen, guten Gründen manchmal verschlossen oder versteckt. Ressourcen können nicht »verloren« gehen. Finden wir sie gemeinsam auf, so ist es leicht möglich, sie zu aktivieren, zu akzeptieren und in konstruktiver Art innerlich zu verankern und damit verfügbar zu halten für eine konstruktive Lebensführung.

Die Ebene der *biologischen Ressourcen* zeigt die Fähigkeiten des Körpers, mit Stress sinnvoll umzugehen. In der Entwicklung einer funktionierenden Immunabwehr erleben wir Warnsignale vor körperlicher Beschädigung. Selten begrüßen wir allerdings zum Beispiel Kopfschmerzen, eine sich ankündigende Grippe, Bauchweh oder ähnliche Symptome freudig als sich zeigende Ressourcen unseres Körpers. Es erfordert unsere Reflexionsfähigkeit, um die gewinnbringende, ressourcenvolle Seite der gefühlten Beeinträchtigung zu fokussieren und die Stressfaktoren zu ermitteln. Dabei hilft beispielsweise die Anregung positiver körperlicher Erinnerungsbilder zur Beeinflussung des Körpers durch gedankliche Vorstellungen.

Die Fähigkeit des Körpers, physische Reaktionsmuster zu erspüren und physische Handlungsmuster zu aktivieren gelingt auch in Richtung stärkender Energetisierung.

Eine Beeinflussung des Körpers durch gedankliche Vorstellungen kennen wir alle vom Zuhören bei Entspannungsgeschichten oder wenn wir mit guten Erinnerungen verbundene Musik hören. Selbst bei körperlichen Einschränkungen erleben wir oft, wie stark unsere physiologische Anpassungsfähigkeit eigentlich ist. Jeder*jede kennt das Phänomen, wie sehr der Zeigefinger fehlt, wenn man ihn nach einer Verletzung eine Weile nicht benutzen kann. Um die motorischen Fähigkeiten möglichst schnell zurückzuerlangen, wird diese Beeinträchtigung mit dem Rest der Hand kompensiert. Auch ganz basale körperliche Fähigkeiten wie gehen, rennen, balancieren, Sport treiben, helfen uns, Stress abzubauen. (Beratungs-)Gespräche während eines Spaziergangs ermöglichen selbst bei schwierigen Themen einen bewegten und stressfreien Zugang. Sie helfen, Fokussierung zu verändern, in den Fluss zu kommen, den Blick schweifen zu lassen, die Atmung zu regulieren, mit Armen und Beinen leichte Überkreuzbewegungen zu machen und damit weitere neuronale Netzwerke zu aktivieren. »Wird der Körper in seiner Über- bzw. Unterspannung als Zugang zu den entsprechenden psychischen (Beziehungs-)Mustern genutzt, wird die Arbeit mit dem und an dem Körper zur Arbeit an den psychischen Themen selbst« (Wienands, 2010, S. 33).

Die Ebene der *psychischen Ressourcen* umfasst alle Fähigkeiten, die wir besessen haben oder besitzen sowie die, von denen wir und andere nur denken, dass wir sie haben oder haben sollten!

Sie umfassen kognitive Fähigkeiten, Emotionalität, Affekte, soziale Kompetenzen, Leistungsfähigkeit, Autonomiebestrebungen, Zugewandtheit, Entscheidungsfähigkeit, die Lebenseinstellung,

Selbstwertgefühl, Gestaltungsfähigkeit und die gesamte Wahrnehmungsfähigkeit. Sobald die innere Auseinandersetzung um eine psychische Ressource anfängt, zum Beispiel, weil jemand einen Wunsch danach äußert und die innere Prüfung beginnt, ob es sich lohnt, diese Ressource zu entwickeln, beginnt sie als Samenkorn zu wachsen und wird sich entfalten.

Die Ebene der *sozialen Ressourcen* finden wir in Systemen, in die wir eingebettet sind. Qualitätvolle soziale Systemressourcen sind in der Emotion erkennbar, sie geben uns ein Gefühl von Zugehörigkeit, Bindung, Sicherheit und Geborgenheit. Soziale Ressourcen wirken identitätsstiftend. Sich einer Gemeinschaft zugehörig fühlen und stabile Beziehungen zu spüren, Unterstützung zu erfahren und selbst auch gerne hilfsbereit sein, lässt ein Erleben von »wertvoll sein« zu und stabilisiert das innere Selbst. In Kontexten sozialer Ressourcen erleben wir Zustände von Leichtigkeit, aufgehoben sein, Spaß und (Vor-)Freude, die energetisch vitalisierend und stabilisierend auf allen Ebenen wirken.

Die Ebene der *spirituellen Ressourcen* meint weit mehr als Religiosität. Hier finden wir stabile Werte- und Glaubensüberzeugungen, eine innere Überzeugung, dass es mehr gibt als das Erlebte. Nicht selten erkennen wir eine tragende Zuversicht, dass es etwas gibt, was über unsere Erfahrungen hinaus geht. Spirituelle Ressourcen lassen uns die Sinnhaftigkeit des Lebens in all seinen Facetten spüren und wissen, geben die Hoffnung auf Entwicklung. Ihren Ausdruck findet diese Ressourcenebene oft auch in musischem und künstlerischem Tun, wie beim Singen, Musizieren, Malen, Handwerks- und Handarbeiten, Tanzen. Sie erlaubt den Ausdruck des Selbst auf abstrakter und atmosphärischer Ebene ohne den Anspruch, im Wort realisiert und von anderen verstanden werden zu müssen. Begegnungen in spirituellen Räumen können daher sehr erfüllend und wertvoll sein, geben einen Hinweis auf die tiefe Verbundenheit der Menschen.

Frau P. geht mit durch Fragen begleiteter Unterstützung der Beraterin in ihrer zweiten Sitzung auf innere Ressourcensuche. Sie nutzt erneut ein großes Blatt Papier und gestaltet die Silhouette ihres »Wundervogels«. Das Wunder benennt sie als »das innere Gleichgewicht, mit dem dieser Vogel durch alle Wetterverhältnisse sicher fliegen kann«. Sie findet für alle vier Ressourcenebenen Fähigkeiten, die dieses schöne Lebewesen ausmachen. Die Freude am Laufen durch die Natur malt sie in die Füße, die Lust auf neue Welten und Erfahrungen in die Flügel, den Spaß am Singen in den Schnabel, die Bindung an Kinder, Mann und Eltern in das Herz, die Schwäche und Schmerzen in den Bauch, die Sehnsucht nach stillen Momenten bei guter Aussicht hoch im Baum unter den Po, den Humor in den wippenden Schwanz, die Lust am Tun und an die Arbeit in den Kopf, die gute Beobachtungsgabe in die Augen etc.

Das Bild entsteht in einer Mischung aus Wunsch und Wirklichkeit ihres Selbst. Sie findet in dem Dialog mit der Beraterin heraus, wie viel davon in ihrem derzeitigen Leben spürbar vorhanden ist, erzählt Geschichten, findet Erinnerungen und zunehmend Leichtigkeit im Tun. Sie reflektiert die Zusammenhänge der Ressourcenebenen mit den Säulen ihrer Identität. Ihr »Wunder« hat schon längst begonnen …

3.4 Humor

Für eine vitalisierende, ressourcenorientierte Kommunikation ist der *Humor* ein großer Wirkfaktor. Er ist eine schulenübergreifend kreative Haltung, die eine innerliche Distanzierung befördert und damit oft unvermutet und unvermittelt einen neuen Möglichkeitsraum für das Auffinden von Ressourcen und die Möglichkeit eines Perspektivwechsels eröffnet. Ein humorvolles Miteinander in gegenseitigem Respekt tut auf körperlicher Ebene gut, verbindet mit jemandem im Außen. Für einen Moment ist ein leichtes Gefühl trotz Erschöpfung und schwerer weiterer Emotionen möglich. Humor beeinflusst biochemische Prozesse heilsam. Es finden sich zahlreiche Veröffentlichungen zu der wissenschaftlichen Erforschung von Humor und Lachen. Er beeinflusst das Immunsystem positiv, reduziert Schmerzen, unterstützt Stressabbau und Widerstandskraft, hilft, den Blutdruck zu senken und die Durchblutung zu fördern.

Peter Hain beschreibt »[…] die heilsame Wirkung des Humors aus hypnosystemischer Sicht […]: Humor ist eine liebevoll empathische und distanzierende Haltung zu sich selbst wie auch zu Sorgen und Problemen sowie eine indirekte Suggestion (d.h. ein unmittelbares Erleben): für Optimismus und Hoffnung, für Zutrauen und Zuversicht, für Wertschätzung und Selbstvertrauen« (2014, S. 271). So ist in scheinbar unmöglichen Situationen Humor zu finden oder zu platzieren. Er erlaubt es der Berater*in sowohl schwierige Aspekte eines Themas leichter zu nehmen als auch kritische Rückmeldungen bei einer guten, stabilen Beziehung geben zu können.

Während der intensiven Ressourcenarbeit mit Frau P. erzählt sie der Beraterin von ihrer Sorge, dass ihr Mann sicherlich spöttisch auf das entstehende Kunstwerk schauen wird. Auf Nachfrage zu seinem Kunstverständnis lacht sie und sagt: »Seine Welt ist eher von Zahlen als von Farben ausgefüllt. Wir suchen schon seit Jahren ein schönes Bild für den Platz über unserer Anrichte. Der Platz ist noch leer, denn er mag gar nicht erst mit mir auf die Suche gehen.« Die Beraterin entgegnet ihr, ebenfalls mit einem Lachen: »Wer weiß, was in ihrem Wunder noch geschieht? Vielleicht fliegt der Wundervogel ja an dieser Wand vorbei und hinterlässt dort regenbogenbunte Zahlen? Die Alternative zu Ihrer vielleicht schon leise vorhandenen Idee, das Bild des Wundervogels könnte dorthin …« Frau P. lacht laut bei der Vorstellung dieser Auseinandersetzung und findet Gefallen an ihrer neuen Idee: »Schatz, wir malen gemeinsam ein Bild mit deinen Zahlen und meinen Farben: Du malst die Umrisse und ich fülle aus!« Nach einer Weile des Schweigens sagt sie: »Früher, als er noch studiert hat, haben wir tatsächlich in unserer ersten Wohnung gemeinsam die Küchenwand bemalt: Er hat verschiedene Menschen skizziert und ich habe sie auf einer bunten Blumenwiese stehen lassen. Vielleicht hätten wir tatsächlich noch mal Spaß daran?«

Jede menschliche Erfahrung bringt Ressourcen hervor, die in späteren Situationen genutzt werden können. Deshalb kann es nicht darum gehen, ein bestimmtes Verhalten oder Fühlen zu entfernen, es loszuwerden, sondern es im jeweiligen Kontext zu verstehen und um neue Verhaltensalternativen zu ergänzen. Grundlegende Haltungen inspirieren das konkrete Handeln und die genutzten Narrative geben Hinweise auf die innere Landkarte. »Eine kontinuierliche freundlich-sorgende ›affektive Rahmung‹ der Situation […] wird als Grundlage dafür angesehen, dass sich Ratsuchende […] mit für sie bedrohlichen Inhalten und Herausforderungen zur Veränderung auseinandersetzen« (von Schlippe u. Schweitzer, 2012, S. 200). So ist die Haltung aller Beteiligten in all ihren Aspekten essenzieller Bestandteil, der gute Boden für eine gelingende Kooperation in Beratungs- und Coachingprozessen, die schon mit der ersten Begegnung beginnt.

Der folgende Fragenleitfaden zu einer eigenreflektorischen Bestandsaufnahme in Sachen Haltung hilft bei der Bewusstwerdung dessen, was im Leben persönlich haltgebend ist. Er ist für Berater*innen und Kund*innen gleichermaßen nützlich. »Innehalten« ist als ein Instrument der Achtsamkeit, des Erkennens, was ist, zu verstehen.

Fragenleitfaden Haltung

Eigenart:
- Welche Besonderheit, welchen Charakter, welche Kennzeichen halte ich vor?

Stil/Art:
- Welches Auftreten, welche Lebensführung bevorzuge ich und wie halte ich meine Lebensgestaltung in Gewohnheiten, Verhalten, Kultur und Aktivitäten aufrecht?
- Welcher Ton, welches Verhalten, welcher Lebenswandel und welche Interaktion entsprechen mir?
- In welcher Art oder mit welchem Ausdruck halte ich Kontur, Gesicht, Gestalt und Emotion in Form?

Fassung:
- Welchen mentalen Zustand möchte ich erreichen und welche Umgebung möchte ich gestalten (Ruhe, Ausgeglichenheit, Anstand, Selbstbeherrschung etc.)?

Ästhetik:
- Was finde ich schön – an Dingen, an anderen, an mir selbst?
- Welche Schönheiten möchte ich aktiv erhalten?

Auftreten:
- Welches Benehmen halte ich in Interaktion und Kommunikation vor?
- Welche Disziplin und welches Verhalten halte ich in welchem Kontext für angemessen?

Beherrschtheit:
- Wie halte ich mich zurück? Wer darf mich zurückhalten?

Bedachtsamkeit:
- Wie kann ich Achtsamkeit, Ruhe, Gefasstheit und Harmonie halten?

Demut:
- Wo halte ich mich zurück – und lasse andere wachsen?

Würde:
- Wo halte ich mich nicht zurück, um der Würde willen?
- Wo begehre ich auf?
- Was und wen halte ich mit Umsicht, in Liebe mit Bedacht fest oder aus?

Werte:
- Wie halte ich meine Wertmaßstäbe und meine ethischen Vorstellungen stabil und sicher?
- Welche Werte leiten mich, lassen mich andere leiten?
- Wie lasse ich so Kraft aus dem eigenen Tun erwachsen?

Gemeinschaft:
- Wen halte ich und wer hält mich – hin und zurück und fest und aus?

Fragen eröffnen neue Welten des Denkens und des Fühlens, sie lassen Bilder entstehen und ermöglichen innere und äußere Dialoge. Kommunikation kann durch Fragen in kongruenter Haltung zu echter Begegnung werden – mit mir selbst und mit meinem*meiner Gesprächspartner*in. Fragen »sollen die Neugier wecken, unsere Neugier auf unsere Gesprächspartner und deren Neugier auf sich selbst und ihre Umgebung. Ungedachte Gedanken und unausgesprochene Worte machen hungrig auf mehr, sie zeigen Menschen in grenzenloser Vielfalt und weisen auf ihre zahllosen Möglichkeiten hin. Es geht also weniger darum, jemanden zu beurteilen, sondern ihn vielmehr von der ersten Minute an in eine Denkart zu bringen, bei der er am meisten von sich selbst lernen kann« (Kindl-Beilfuß, 2008, S. 22).

Frau P. erfindet gemeinsam mit ihrer Beraterin in der Mitte des Beratungsprozesses eine dreiteilige Hausaufgabe zur eigenen Zwischenbilanz für die vereinbarte dreiwöchige Sommerpause: Sie notiert die Fragen, die sie sich zu Beginn des Beratungsprozesses selbst gestellt hat und die Fragen, von denen sie wusste oder dachte, dass Menschen in ihrer Umgebung sie gerne zu diesem Zeitpunkt gestellt hätten. In einer zweiten Sammlung trägt sie eine Woche später die Fragen von heute zusammen – sowohl ihre eigenen als auch die der anderen. Aus jeder der vier Fragesammlungen wählt sie wieder eine Woche später drei bedeutsame Fragen aus. Zu der ersten Sitzung nach der Sommerpause lädt sie ihren Mann und ihre beiden Töchter (26 und 12 Jahre alt) mit der Absicht ein, ihnen diese Fragen und die darauf gefundenen Antworten zu geben. Alle kommen gerne mit und sind sehr neugierig.

Vergangenheit:

1. Frau P.:
   Was ist bloß los mit mir? Wann bin ich endlich wieder gesund? Bin ich überhaupt noch für etwas gut?
2. Familie:
   Wie können wir ihr helfen? Wann wird es endlich besser? Sollte sie nicht endlich in eine Klinik gehen?

Gegenwart:

1. Frau P.:
   Wie zeige ich meinen Lieben die Schätze aus meinem Inneren, das Wertvolle aus meinem Leben? Was wollen wir gemeinsam

Schönes tun in diesem Sommer? Wer hilft mir bei den Aufgaben zuhause, wenn ich bald wieder arbeiten gehe?

2. Familie:
   Wann kann ich der Mama wieder von meinen Sorgen erzählen? Wohin fahren wir in den Urlaub? Was brauchst du von uns, damit es dir nicht wieder so schlecht geht wie in den letzten Monaten?

Frau P. trägt ihrer Familie die Fragen vor und beantwortet sie auch gleich. Sie lässt alle wissen, dass ihre Fragen der Vergangenheit beantwortet sind. Sie kann erzählen, dass sie ihr Inneres sortiert hat und nun viel besser weiß, was alles durcheinander geraten war. Sie hat herausgefunden, dass keine ihrer identitären Säulen zerstört ist, sondern lediglich beschädigt. Sie hat ihre Liebe und ihre Kraft wieder spüren können durch ein bewusstes Hinwenden zu ihren Herzensmenschen, zu ihrer bisherigen Lebensleistung und zu sich selbst. Alles in Wort und Bild zu Papier zu bringen hat geholfen, die Fülle sichtbar zu machen und Stolz zu empfinden. Sie dankt allen für die vielen Zeichen in der schweren Zeit, dafür, dass sie gewollt ist und dafür, dass alle zusammenbleiben. Ihre Familie bestätigt ihr, dass auch ihre Fragen der Vergangenheit fast beantwortet sind. Ein Rest bleibt, nämlich die Frage: »Wie können wir dir weiterhin gut helfen?« Die Familie geht in eine konkrete Zukunftsplanung der nächsten Wochen, sie vereinbart eine Woche gemeinsamen Urlaub an der Nordsee, die Mädchen terminieren jede eine Exklusivzeit mit Mama und ihr Mann verspricht, einen Tisch beim Lieblingsitaliener zu bestellen. Sie lachen und scherzen bei diesen Planungen und freuen sich gemeinsam über die wohltuend gute Entwicklung. Sie hören gerne den Abschlusskommentar der Beraterin zu den sichtbar gewordenen resilienten Kräften ihrer Mutter und ihrer gesamten Familie.

3.5 Resilienz und Lebensfreude

Lebensfreude ist ebenso wie Resilienz das positive Ergebnis eines dynamischen Anpassungsprozesses in den Lebenserfordernissen unter Berücksichtigung der individuellen Bedürfnisse. Sie ist kein statischer Zustand, sondern lebt von der Erfahrung der temporären Unterschiede in den Wechselwirkungen aller mentalen Zustände. Die Sehnsucht des Menschen nach Lebensfreude ist groß, kennen doch alle Menschen auch den Gegenpol: die Lebensleere. Bei der Bewegung hin zu mehr Lebensfreude nutzen wir unsere Ressourcennetzwerke und unsere resilienten Fähigkeiten, unsere seelische Widerstandskraft. Die Fähigkeit der Resilienz, gerade unter widrigen Umständen die psychische Gesundheit aufrechtzuerhalten oder gar zurückzugewinnen, ist eine dynamische Kraft, die je nach Lebensphase oder Kontext unterschiedlich stark ausgeprägt ist. Wir wissen aus der Resilienzforschung, welche Faktoren eine aktive Bewältigung von Krisen und Bedrohung positiv begünstigen. Der Optimismus, eine stabile Werteorientierung, eine positive Selbstwirksamkeitserwartung, eine Lebenssinnüberzeugung, verlässlich gute Beziehungen, soziale Unterstützung, das Erleben positiver Emotionen, eine kognitive Flexibilität, Religiosität und Spiritualität sind selbstwertsteigernde Faktoren, die das Entstehen von Kohärenzgefühlen fördern und damit ermöglichen, das Leben mit seinen Anforderungen als sinnhaft und bewältigbar annehmen zu können.

Wollen wir gute Bedingungen für die psychische Gesundheit und Bewältigungsfähigkeit von Konflikt- und Stresssituationen schaffen, so steigert es das Kohärenzgefühl und die Selbstwirksamkeit, wenn soziale Netzwerke gestärkt, Handlungsspielräume und das damit einhergehende Übernehmen von Verantwortung ermöglicht sowie Sinn und Bedeutung der anstehenden Aufgaben thematisiert werden. Forschung und Wissenschaft helfen uns unterdessen, den hochkomplexen Prozess der Resilienz, vor allem durch die Fokussierung auf das Gehirn als Resilienzorgan, besser zu verstehen. Die Erforschung von Resilienzmechanismen geschieht auf neurowissenschaftlicher, psychologischer und sozialwissenschaftlicher Ebene.[5]

Zurück zu Frau P.:
Bei ihrer Arbeit mit der *Resilienzsonne* (siehe unten) findet sie heraus, dass es noch einige Strahlen zu ergänzen gibt. So trägt sie noch Empathie und Beobachtungsgabe im individuellen Bereich ein und Gastfreundschaft, Neugier und Kommunikationsfreude im sozialen Bereich. Es macht ihr Freude, alle Familienmitglieder und auch die Beraterin sowie zwei Arbeitskolleginnen ihre Fremdwahrnehmung einzeichnen zu lassen. Sie ist erstaunt, dass die Fremdwahrnehmungen an mehreren Stellen einen höheren Skalenwert haben als ihre Selbsteinschätzung. Über diese Unterschiede sucht sie jeweils den Dialog und erfährt in vielfältigen Worten Wertschätzung für ihre erlebbaren Fähigkeiten. »Manches konnte ich kaum glauben und annehmen. Aber es tut gut zu hören, wie positiv und stark mich alle dann doch einschätzen. Wie eine warme Dusche, das sollte ich mir öfter gönnen!«

Frau P. fühlt sich inzwischen nach fünf Sitzungen der Beratung stabil genug für eine Wiedereingliederung in die Arbeit. Es bleibt eine innere Unruhe in ihr, verbunden mit der Hoffnung, dass sie das schon schaffen wird. Aus der Sammlung der »Lebenskarten« ® von Barbara Völkner wählt sie sich eine kraftgebende Karte für die nächsten Wochen mit dem Text: »Ich kann aus der Rolle fallen, damit ich aus der Falle rolle«. Frau P. verbindet damit den Gedanken, dass ihre Erkrankung lediglich ein Ausstieg aus den bisherigen Rollen

5 www.drz.uni-mainz.de.

war, um sie innehalten zu lassen und ihre Positionen nun gesund und verändernd wieder einnehmen zu können – ohne sich selbst dabei zu vergessen. Die Kartenwahl zeigt noch einmal ihre wiedergewonnene Lebensfreude. Das Lächeln beim Lesen des Wortspiels erreicht ihre humorvolle Seite.

Resiliente Menschen verfügen über gute und bewusste Ressourcen in ihrem beruflichen und persönlichen Umfeld, weisen stabilisierende Persönlichkeitsmerkmale auf und verfügen über die Fähigkeit, proaktiv zu handeln. So können Menschen belastende Ereignisse, Krisen und ungünstige Rahmenbedingungen gut verkraften und Lösungen finden. Resilienz lässt sich durch die Auflösung der Fixierung auf die Krise und die gleichzeitige Wahrnehmung und Erschließung der stabilisierenden Faktoren in Haltung, Fähigkeiten und Ressourcen fördern. Durch direkte Kommunikation hierzu werden in der Rückkopplung Erkenntnisse geschärft und tiefer verankert.

Resilienzsonne

Jeder Strahl steht für die Frage:
Auf einer Skala von 1–10, wobei 10 das Beste/Meiste ist: Als wie stark ausgeprägt schätzen Sie Ihre Fähigkeit im Durchschnitt ein? Die Antwort wird auf der Skala markiert. Mit einer anderen Farbe könnte auch jemand anderes Ihnen seine Fremdwahrnehmung bezogen auf die Faktoren einzeichnen. Es lohnt sich, über Gemeinsamkeiten und Unterschiede in den Dialog zu kommen. Die Ressourcen an den Sonnenstrahlen sind eine offene beispielhafte Aufzählung, so können Sie eigene, noch fehlende Ressourcen ebenfalls mit weiteren Strahlen aufzeichnen.

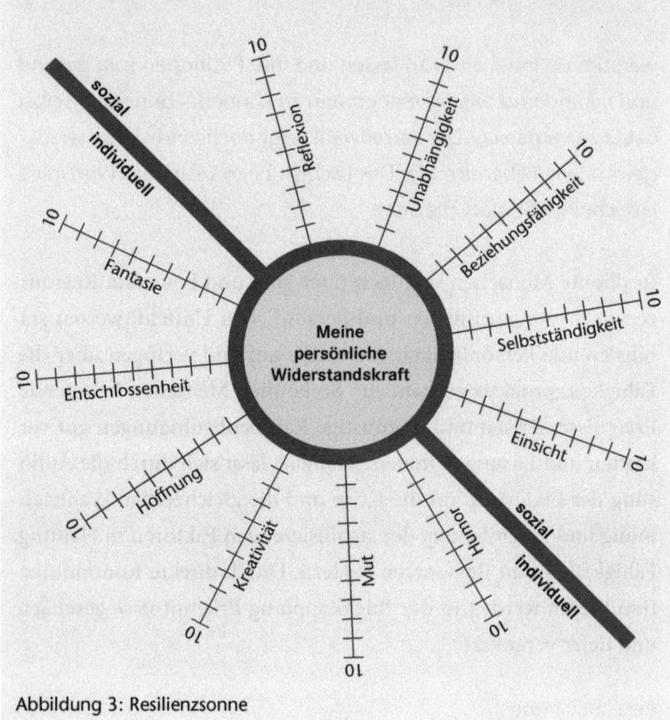

Abbildung 3: Resilienzsonne

4 Das Design »Systemische Gesundheitsförderung in fünf Sitzungen«

Jeder hat irgendwo eine gesunde Stelle.
Stevenson, zit. nach Peter, 1976, S. 116

Das folgende Design ist als Leitfaden zu verstehen, der die Kreativität von Berater*innen und Kund*innen gleichermaßen zu seiner weiteren Ausgestaltung begrüßt.

Die weiteren Systemmitglieder dürfen zu jedem Zeitpunkt mit eingeladen werden, darum wird das Angebot der Settingerweiterung bereits bei der Terminvergabe kommuniziert.

Die Skalierung der Erschöpfung und der Lebensfreude ist als konstantes und sitzungsverbindendes Element von großer Bedeutung, schafft Rahmen und Ritual gleichermaßen.

Als fester Bestandteil aller fünf Sitzungen gibt die Skalierung Information über den Ist-Zustand, bietet die Möglichkeit, ein Ziel zu konkretisieren, verdeutlicht Ressourcen- und Entwicklungsmöglichkeiten, ermöglicht kurze Eigenreflexionen und Bilanzierung. Die Skalierung von Erschöpfung und Lebensfreude zu Beginn und zum Ende einer jeden Sitzung wirkt wie eine Klammer, die nahezu unwillkürlich eine Entwicklungsrichtung vom Problemerleben zum Lösungsoptimismus hält und in bewusste Wahrnehmung und Kommunikation bringt. Die Bedeutungsfelder aller vier Prozessebenen (siehe auch 2.4, Personzentrierte Systemtheorie) sind nach innerer Durchskalierung erkannt. Der zu skalierende Inhalt fand bereits den Weg durch das »Nadelöhr persönlicher Sinndeutungen« und hilft durch die kommunikative Wechselwirkung eine stabile Zone, ein Gleichgewicht oder Beruhigung zu finden.

Eine ebenfalls ritualisierte Art der Visualisierung, wie zum Beispiel Skalenpunkte im Raum mit einer Skalierung in Bewegung, oder eine gezeichnete Skala auf dem Tisch mit eigenem Skalensymbol (Stein, Muschel etc.) für jeden*jede Kunden*Kundin sichert die Entwicklungsrichtung zusätzlich.

Das Erleben von Veränderung und Unterschieden in der Ambivalenz zwischen Erschöpfung und Lebensfreude aktiviert die neuronalen Netzwerke der Bewegung und Lebendigkeit und wird über die Rückkopplungsschleifen im Dialog mit dem*der Berater*in vertieft. Hier ist es nützlich, auch kleinste Veränderungen in ihrem großen Wert zu würdigen und zu komplimentieren, denn die kleinen ersten Schritte bedürfen in kranken und schwachen Zeiten einer sehr großen und gar nicht selbstverständlichen Anstrengung!

Übungen zur Selbstfürsorge und Achtsamkeit sowie Body2Brain-Techniken © sollten beständig im Angebot enthalten sein und für eine konstruktive Entwicklungsförderung der Gesundheit die Grenze zum Leistungsanspruch vermeiden.

Sitzung 1

- Joining
- Anlass und Anliegen hören
- Skalierung der Erschöpfung
- Skalierung der Lebensfreude
- Auftrag klären
- Beginn eines Genogramms bei lebensweltlichen Themen/Organigramms bei arbeitsweltlichen Themen
- Stärkender Abschlusskommentar

Sitzung 2

- Skalierung der Erschöpfung
- Skalierung der Lebensfreude

- Blick in die gesunde Zukunft (Möglichkeitsraum)
- Metaphernarbeit
- Tranceinduktive Entwicklung eines inneren Bildes
- Body2Brain-Techniken ©
- Achtsamkeitsübungen

Sitzung 3

- Skalierung der Erschöpfung
- Skalierung der Lebensfreude
- Blick in den Wirklichkeitsraum, Würdigung der Problem- und Leidenssicht
- Reflexion der körperlichen und kulturellen Prozesse
- Ressourcenaktivierung und Ressourcenverankerung (alle vier Ressourcenebenen)
- Hausaufgabe zur aktiven Weiterarbeit zwischen den Sitzungen

Sitzung 4

- Skalierung der Erschöpfung
- Skalierung der Lebensfreude
- Glaubenssätze auffinden und transformieren
- Reframing
- Auffinden der stabilen Zonen in interpersonellen und psychischen Prozessen
- Persönliche Zielearbeit SMART (Spezifisch, Messbar, Attraktiv, Realistisch, Terminiert)

Sitzung 5

- Skalierung der Erschöpfung
- Skalierung der Lebensfreude
- Lebensfreude/Lebensenergie reflektieren mit u.s. Schaubild
- Persönliche Zwischenbilanz kommunizieren

- Erfolge würdigen und feiern
- Zukunftsanker gestalten
- Verabschieden

Das im Folgenden abgebildete »Netzwerk Lebensfreude« spiegelt die Themen wider, die in der systemischen Gesundheitsförderung für nützliche Interventionen genutzt werden können. Es visualisiert Zugänge zur inneren Erfahrungswelt der Lebensfreude des Menschen und verdeutlicht die Vielfalt an Möglichkeiten.

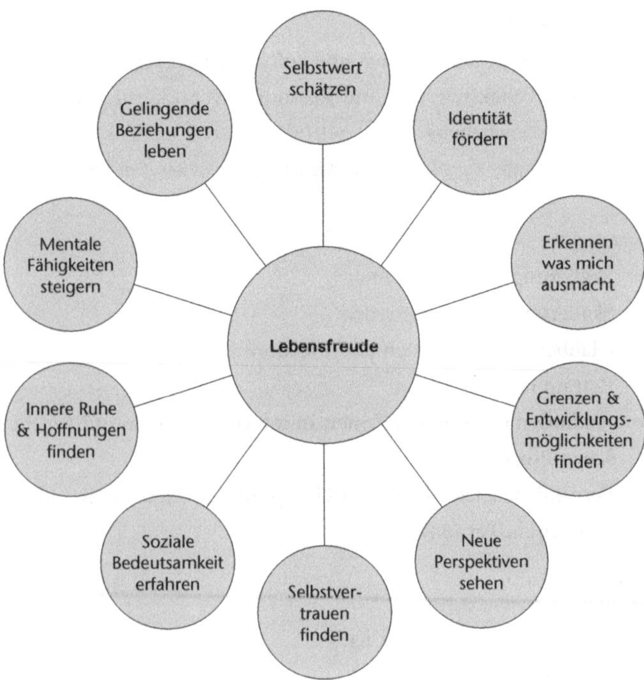

Abbildung 4: Netzwerk Lebensfreude

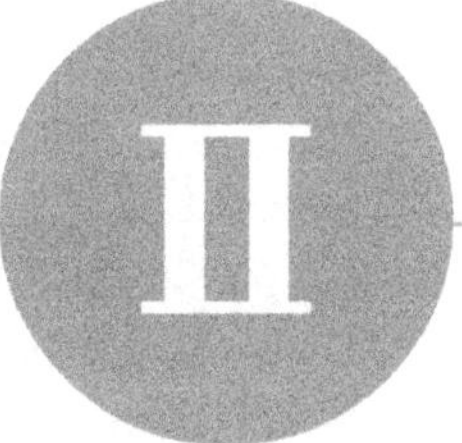

Die systemische Beratung

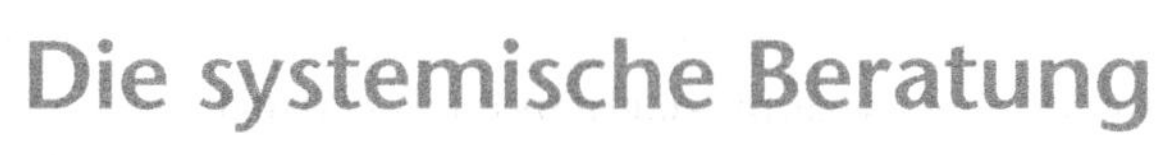

5 Die Erweiterung der Perspektive und das Reframing

Es kommt darauf an, den Körper mit der Seele und die Seele durch den Körper zu heilen.
Wilde, zit. nach Spreiter, 2014, Seite 133

Zu Beginn eines Beratungsprozesses steht nach dem Joining und der Rahmung das Interesse an der *Perspektive* der Kundin*des Kunden im Vordergrund. Neugieriges und respektvolles Erkunden der Sichtweisen und des Erlebens hilft, sich der Wirklichkeitskonstruktion in Fremdheit vorsichtig zu nähern. Das Wissen darum, dass die gleiche »Wahrheit« aus mehreren Perspektiven erzählt unterschiedliche Wirkungen erzielt, ermutigt zu der Einladung eines *Perspektivwechsels* mit dem Ziel, Muster zu unterbrechen und einen Veränderungsoptimismus zu erzeugen. Das Reframing führt neue, oft verblüffende Sichtweisen ein und stellt die Geschichte oder das Erleben in einen neuen Rahmen, gibt eine neue Bedeutung oder einen neuen kontextuellen Sinn: »Ähnliche Begriffe sind ›positives Umdeuten‹ oder ›positive Konnotation‹. Reframings spielen mit Witz, absurder Übertreibung und Humor, sie laden zur Distanz und spielerischen Haltung ein« (Schwing, 2014, S. 169).

5.1 Das Bedeutungsreframing

Das *Bedeutungsreframing* beginnt mit der Würdigung der als schwierig empfundenen Situation oder des Verhaltens. Indem wir die Sinnhaftigkeit des Tuns und Erlebens herausarbeiten, nähern wir uns der Möglichkeit einer neuen Bewertung und Sinngebung.

Nehmen wir zum Beispiel die Anfangssituation von Frau P.: Die Bedeutung ihrer Erkrankung ließ sie glauben, alles an inneren Kräften und

Möglichkeiten sei ihr abhandengekommen, ohne Verbindung zu noch stabilen inneren Anteilen, ohne Hoffnung auf Verbesserung und Gesundung. Über die Auseinandersetzung mit den Säulen ihrer Identität war es möglich, sie zu einem Bedeutungsreframing einzuladen: »Nehmen wir einmal an, die Kraft und Dimension ihrer Erkrankung hätte eine Verbindung, eine Brücke zu ihrem Glauben, ihren tiefen Überzeugungen, was könnte das sein? Was ist der gute Nutzen, der Gewinn?« Nach einer kurzen Überlegung fand Frau P. eine neue nützliche Bedeutung: »Die Erkrankung könnte mir durch diese Zwangspause die Möglichkeit geben, meine Überzeugung, dass alles irgendwie wieder gut werden wird, wahrzunehmen.«

5.2 Das Kontextreframing

Das *Kontextreframing* nutzt das Wissen darum, dass jedes Verhalten in einem bestimmten Kontext sinnstiftend war oder auch noch immer sein kann. Hier laden wir ein, diese sinnhaften Kontexte zu finden und in Unterscheidung zu bringen.

Frau P. fand es unerträglich, dass sie in ihrer Verfassung ständig an jedem Ort weinen musste. Sie wünschte sich verzweifelt, dass dies endlich aufhören würde. In der Beratung gelang ihr eine Trennung der Kontexte, in denen sie auf keinen Fall weinen wollte und den Kontexten, in denen Weinen guttut und bleiben darf oder sogar gewünscht ist. So konnte sie zu einem Sowohl-als-auch finden und der innere Druck des »Immer muss ich weinen« wurde geringer. Sie erlaubte sich in dieser neuen Bewusstheit, bei den nächsten Tränen ihren Mann um Trost und Umarmung zu bitten.

5.3 Das Inhaltsreframing

Das *Inhaltsreframing* sucht zunächst nach der guten Absicht des beklagten Verhaltens. Diese Absicht wird gleichberechtigt neben die Klage gestellt und so kann ein alternatives Verhalten gefunden werden, das die Wirkung der guten Absicht vielleicht besser und leichter, schadloser erzielen kann. Der Preis für ein Verhaltensmuster, das die Zielsetzung der guten Absicht nicht erreicht, ist oft sehr hoch.

So konnte Frau P. zum Beispiel durch ihren Rückzug und ihre Passivität erleben, dass ihr Mann und ihre Kinder sie zunehmend in Ruhe ließen und die anstehenden Themen nicht mehr mit ihr besprachen. Sie fühlte sich unnütz und nicht mehr gebraucht, wurde trauriger und zog sich immer weiter zurück. Ihre gute Absicht war jedoch, die anderen nicht mit ihrer Krankheit zu belasten. Sie wollte nur zu diesem Teil für sich sein und an den Themen der anderen weiter teilhaben. Die Absicht des Schutzes für alle wurde gar nicht kommuniziert in diesem sich gegenseitig verstärkenden Verhaltenskreislauf. Das Erkennen der guten Absicht führte dazu, dass sie mit ihrer Familie über das Thema sprechen konnte. Sie klärten miteinander, an welchen Stellen das Bedürfnis nach Schutzraum bereits vorhanden war und welche anderen Formen des Schutzes es noch geben könnte. So wurde »Zweisamkeit statt Einsamkeit« ein guter Slogan der Familie!

6 Wechselwirkungen und Zirkularität

Systemische Gesundheitsförderung folgt der Idee, Gesundheit als einen beständigen Veränderungsprozess zu begreifen, der uns lehrt, inneres Potenzial zur Entfaltung zu bringen. Den Grundannahmen lebender Systeme folgend, liegen Ressourcenreichtum und Lösungen in dem jeweiligen System und sind ausgerichtet an den Sinnbeschreibungen der Entwicklung hin zu einem glücklichen und möglichst leichten Leben. In Phasenübergängen und Veränderungszeiten werden Muster spür- und sichtbar, die helfen zu verstehen, welche der selbstorganisierten Ordnungsbildungen bisherige Copingstrategien gestützt haben. In biologischen, sozialen und intrapsychischen Veränderungszeiten werden die Muster der individuellen Copingstrategien kontextübergreifend aktiviert. Die Erinnerung an Lebensphasen, in denen die Bewältigungsstrategie eine gute war, lässt den Menschen unwillkürlich Ähnliches in neuen Zusammenhängen tun. In diesen neuen, anderen Kontexten entsteht Verunsicherung, wenn die gewohnte Bewältigungsstrategie nicht greift. Der Versuch, sich zu sichern und wieder in eine innere Balance zu kommen, lässt den Menschen zu leicht mehr desselben tun – lässt ihn das bekannte Muster wiederholen, vielleicht sogar überzeichnen, um die Wirkkraft zu erhöhen.

> »Die Strukturen und Muster (Pattern) brauchen und erzeugen einen Kontext, um Bedeutung zu bekommen. Die Matrix von

Gesundheit bindet ein und erzeugt dadurch Bedeutung. Sie ist letztlich Anlass und Motor für den Tanz der verschiedenen Anteile der gesundheitsorientierten Entwicklung, die sich in der Ausrichtung auf die bedeutsamen Beziehungen, die emotionalen Sicherheiten, die sinnhaften Zusammenhänge und die spirituellen Orientierungen ordnen« (Lauterbach, 2018, S. 21).

Wechselwirkungen und *Zirkularität* befördern Energie und Dynamik, erzeugen Vitalität. Unser Wissen aus der Luhmannschen Systemtheorie macht die Unterscheidung der drei Systeme, die in dem Menschen interagieren, begreifbar: Unser psychisches System ist auf den Ebenen von Erleben, Fühlen und Bedürfnisbefriedigung aktiv, unser biologisches System auf der chemisch-physikalischen und unser soziales System auf der Ebene der Kommunikation. Jedes System ist durch seine eigene Struktur gekennzeichnet und kann autonome Prozesse in Gang setzen. Gleichzeitig sind diese Systeme untrennbar miteinander verbunden, sie interagieren ständig miteinander. Wechselwirkungen sind immerzu spürbar und erst durch Achtsamkeit, Gewahrwerden und Reflexion werden Zusammenhänge sichtbar, verstehbar und veränderbar.

Betrachten wir diese Zusammenhänge in der erlebbaren Zirkularität, so wird schnell deutlich, dass sich keine Ursache-Wirkungs-Prinzipien, keine linearen Zusammenhänge herstellen lassen. So bleiben Antworten auf die Fragen nach dem Anfang oder Ende unbeantwortet. Die als Kreisprozesse darstellbaren Abläufe machen deutlich, dass Wechselwirkungen bestehen und Handlungen oder Ereignisse gleichzeitig Ursache und Folge von weitergehenden Dynamiken zwischen und mit den Systemen sind. Es ist gar nicht so leicht, sich in dieser Komplexität zu bewegen und gesund zu bleiben! Unsere Intuition, gespeist von guten Erfahrungen, kann hierbei ein nützlicher Kompass sein auf dem Weg, ein gesundes Gleichgewicht zu finden. Um sicher durch die Gewässer des Lebens navigieren und unsere Systeme dabei in Balance halten zu können, braucht es Vertrauen in die innere Weisheit, in den inneren Ressourcenreichtum, in die eigene Veränderungsbeständigkeit und deren Sinnhaftigkeit.

Die Frage nach dem Auslöser der Erschöpfungsdepression, nach dem Zeitpunkt des Beginns, war für Frau P. im ersten Beratungstermin von großer Bedeutung. Sie folgte ihrer Konstruktion, dass sie erst dann in eine stabilere gesundheitliche Lage finden könne, wenn ihr der Anfang der Erkrankung als Zeitpunkt und in Bedeutsamkeit kognitiv klar sei. So versuchte sie in der Beratung eine gewisse Reinszenierung der linear-kausalen Ideen »Wenn ich einen Anfang in der Vergangenheit finde, dann kann ich heute einen neuen Weg gehen« und »Der neue Weg der Gesundwerdung braucht den gleichen Anfang wie die Krankwerdung, ich muss also zunächst dahin zurückgehen«. Frau P. gab damit auch eine Selbstauskunft über ihre bisherigen Bewältigungsstrategien. Wahrscheinlich hat sie schon oft in ihrem Leben gute Erfahrungen damit gemacht und nun greift dieses Muster nicht. Die Arbeit mit den Säulen der Identität spendete Frau P. eine erste wohltuende Erfahrung mit der Zirkularität, der Wechselwirkung ihrer spirituellen inneren Anteile mit den gesundheitlichen Anteilen. Diese neue Perspektive ließ sie unmittelbar Energie in Form von guten Erinnerungen und sinnstiftender Hoffnung spüren. Der Kontext der Beratung ermöglichte die direkte wertschätzende Kommunikation ihres inneren Erlebens, gab ihr eine Rückkopplung im innen und außen. Dieser Anfang von vitalisierender Kraft schaffte eine Verbindung zwischen dem biologischen, psychischen und sozialen System ihrer selbst, ließ sie seit langer Zeit wieder für einen Moment eine innere Stimmigkeit (Kohärenz) fühlen. Dieses gute Gefühl wiederum gab Frau P. mehr Hoffnung, dass sie der Herausforderung gesund zu werden, vielleicht doch gewachsen sein könnte. So konnte sie einen »Anfang« für den Prozess ihrer Gesundheitsförderung markieren, ohne den Anfang des Krankwerdens gefunden zu haben. Musterunterbrechungen oder -veränderungen wurden leichter möglich.

Das Modell der Salutogenese von Aaron Antonovsky spricht an solchen Stellen von »heilsamen Ressourcen« (Ostermann, 2010, S. 98), die den Dreiklang Sinnhaftigkeit, Bedeutsamkeit (meaningfulness), Handhabbarkeit (manageability) und Verstehbarkeit (comprehensibility) erzeugen.

6.1 Begegnungen in Würde

Würde ist ein neurobiologisch verankerter Kompass, der uns Menschen in die Lage versetzt, uns trotz vielfältiger Anforderungen und Zwänge in einer hochkomplexen Welt nicht zu verlieren.
Hüther, zit. nach Harrer u. Weiss, 2015, Seite 31

Systemische Gesundheitsförderung in Beratung und Coaching schafft Strukturen und Räume, in denen alle Beteiligten in ihren Grundbedürfnissen nach Anerkennung, Schutz, Zugehörigkeit und Integrität wahr- und ernst genommen werden.

Den Gedanken des Sozialwissenschaftlers Stephan Marks (2017) folgend, erfordert kongruenter wertschätzender Kontakt eine anerkennende Haltung voller Mitgefühl, Güte und Geduld, um den Wert personaler Identität angemessen wahren zu können. Die Integrität des Menschen, um sich selbst treu bleiben zu können, braucht schützende Grenzen, um gleichzeitig den eigenen Freiraum zur Lebensentfaltung in fehlerfreundlicher und vielleicht sogar fehlerfreudiger Atmosphäre nutzen zu können. Das Bewusstsein, dass der Mensch von Natur aus fehlbar ist, steht in großem Gegensatz zu der Leistungsorientierung und dem perfektionistischen Anspruch unserer Gesellschaft. Das Stresserleben in den vielfältigen Rollen des Lebens, sei es als Kind, Mutter oder Vater, Partner*in, Freund*in oder in beruflicher Rolle, zeigt sich nur zu oft in den Facetten der Erkrankung – verbunden mit dem Gefühl, »nicht gut genug« zu sein.

Fehler und Schwächen als Lernchancen begreifen zu dürfen, natürliche Scham konstruktiv werden zu lassen, um die eigene Persönlichkeit herausbilden zu können – auch all dies ist Inhalt und Ziel der systemischen Gesundheitsförderung. Der Erkenntnisgewinn in dem Lernprozess der Veränderung auf dem Weg der Gesundwerdung braucht die Erfahrung, dass Schamgefühle helfen, die eigenen Grenzen zu erkennen und es erlauben, ein Scheitern zu betrauern, um daran zu wachsen. Die Voraussetzung für einen solchen Prozess liegt in der umsichtigen und achtsamen Rahmung und Settingwahl des Beratungskontextes und damit in der Verantwortung des Beraters*der Beraterin bzw. des Coaches.

Viele Kund*innen in Beratung und Coaching berichten von erlebten Situationen in ihren sozialen Kontexten, in denen sie eine entwürdigende Kommunikation erfahren haben. Spöttische Bemerkungen, Ignoranz, abwertende Beurteilungen zu ihren eigenen Handlungen und Gedanken, empörte Reaktionen auf ihre Schwächen und Entwicklungen, ein Zurschaustellen derselben, Aufforderungen zur Verabschiedung ihrer »veralteten« Werte, die Behandlung als Objekt etc. führen zu tiefer Verunsicherung, zu einem Verlust des Bewusstseins der eigenen Würde. Die tiefe Trauer über diesen Verlust äußert sich häufig in körperlicher und psychischer Erkrankung. Das Empfinden für die eigene Würde lässt sich nur wiederherstellen, wenn die echte Entscheidung für einen Bewusstwerdungsprozess des gesamten Seins getroffen wurde. Der Gewinn eines solchen Prozesses ist groß, wie Gerald Hüther in seinem Buch »Würde. Was uns stark macht – als Einzelne und als Gesellschaft« beschreibt: Der Bewusstwerdungsprozess »ist als Möglichkeit, als Potential in uns Menschen angelegt. Solange wir uns allerdings gegenseitig zu Objekten unserer Absichten und Ziele, unserer Erwartungen und Bewertungen oder gar unserer Maßnahmen und Anordnungen machen, kann sich dieses Potential nicht entfalten. Sobald es uns als Familie, als Nachbarn, als Mitglied eines Teams aber gelingt, einander als Subjekte zu begegnen, ist die Entfaltung der in jedem Einzelnen wie auch der in der betreffenden Gemeinschaft angelegten Potentiale unvermeidbar. Potentialentfaltung ist also der zwangsläufige und ganz von allein ablaufende Prozess« (2018, S. 175).

Amir fürchtet einen Rückfall

Amir findet über eine Empfehlung im Alter von knapp zwanzig Jahren den Weg in meine Beratungspraxis. Er ist ein Care Leaver, ein junger Erwachsener, der einen Teil seines Lebens in der stationären Kinder- und Jugendhilfe verbracht hat und sich seit einem Jahr im Übergang in sein eigenständiges Leben befindet. Mit 14 Jahren ist Amir nach dem Unfalltod seines Vaters an Anorexia nervosa, Magersucht, erkrankt. Er war lange in stationärer und tagesklinischer Behandlung. Trotz der erfolgreichen Behandlung erzählt er, dass einige Symptome nie ganz verschwunden sind und diese ihn nun einen Rückfall fürchten lassen.

Amir lebt in einer kleinen Wohnung in einem Studentenwohnheim, er hat einen Studienplatz bekommen in einer ihm fremden Stadt. Er ist gut gestartet, voller Vorfreude auf das Studium, das selbständige Leben und hoffentlich viele neue Sozialkontakte. Die Zeiten, in denen er das Hungern brauchte, um zu messen, wie stark, ausdauernd und leistungsfähig er ist, sind lange vorbei. Was er allerdings wieder an sich beobachtet, sind seine stärker werdenden Ängste vor Zurückweisung, Ablehnung und Geringschätzung seiner Leistungen und seiner Person. Amir kommt in seinem Studiengang mit den theoretischen Seminaren gut zurecht, spürt jedoch zunehmenden Leistungsdruck und wachsende Angst in den praktischen Seminaren seines Sportstudiums. Körperlichkeit, Figur und Gewicht geraten wieder mehr in seinen Fokus. Amir berichtet von Bemerkungen seiner Kommiliton*innen über ihn, wie »Komm' mit, du Spargeltarzan!« oder »Fliegengewicht, du bist in meinem Team!« Obwohl er versteht, dass die meisten Bemerkungen humorvoll und als Einladung formuliert sind, schleicht sich die Überzeugung ein, dass sich bei einer eventuellen Gewichtszunahme alle von ihm abwenden werden, da er dann keine Vorteile mehr anzubieten hat, wahrscheinlich nicht genug sein wird. Er skaliert sein derzeitiges Stresserleben mit acht und fügt hinzu, dass er bereits wieder drei Kilo abgenommen hat und sich gleichzeitig für seine rückfällige Entwicklung schämt.

Scham als Entwicklungschance

Das folgende Akrostichon ist eine Abfolge von hilfreichen Fragen bzw. Aufforderungen zur Unterstützung der Exploration von Würde und Scham. Es entsteht gleichzeitig Kontakt zu dem Gefühl der Scham, in dem man sich auflösen möchte und zu dem Gefühl von Würde, die das berechtigte Sein, eine Existenzberechtigung, ausdrückt. In diesem Zustand gelingt es, zu spüren, dass beide Gefühle miteinander korrespondieren und dadurch veränderbar sind.

W elche Grenze zeigt Dir Deine Scham?
Ü ber welche Fähigkeit verfügst Du zur Wahrung Deiner Grenze?
R ichte Deinen Blick auf den Teil Deines Körpers, der Deine Grenze als erstes spürt!
D urch welchen Glaubenssatz kannst Du Deine Fähigkeit unterstützen?
E rlaube Dir eine Antwort zu finden auf die Frage: Was gibt es zu betrauern?

In der Beratungssitzung zu den Fragen aus dem vorherigen Akrostichon findet Amir Antworten für eine zuversichtliche Zukunftsperspektive. Er findet seine Grenze in der bisherigen Einschätzung, dass die Erkrankung für immer überwunden schien und erkennt für sich, dass die Fähigkeit zur Erhaltung seiner inneren Stabilität und Unabhängigkeit die Selbstfürsorge im Sinne seiner Fehlerfreundlichkeit mit Gewichtsveränderungen ist. Er reflektiert, dass die Bemerkungen seiner Kommiliton*innen in ihm schnell eine Reaktion von »weichen Knien« auslösen. Es hilft ihm zukünftig in diesen Situationen, seinen Stand durch eine veränderte Körperhaltung zu festigen. Ein hilfreicher Glaubenssatz, den er als Vermächtnis seines Vaters bei sich trägt, unterstützt ihn: »Wenn du bis zu deiner Grenze gehst, wirst du dein Ziel leichter in den Blick nehmen können!« Letztlich hilft ihm die Trauer um seinen verstorbenen Vater dabei, durch die Erinnerung an diesen Glaubenssatz eine Stärkung des eigenen Lebenswillens zu finden.

Beschämende Aspekte und die Würde berührende Bereiche anzusprechen, erfordert ein sicherndes und vertrauensvolles Miteinander. Die Eigenerfahrungen der Berater*innen und Coaches machen es jedoch leicht, haben wir doch alle ausreichend viele beschämende und entwürdigende Erfahrungen in unserem Leben gemacht, um intuitiv und unwillkürlich zu wissen, was es in erlebbarer Haltung für die Menschen braucht, um sich diesen Themen im Dialog oder in imaginierenden und expressiven Techniken zu nähern.

6.2 Begegnungen in Achtsamkeit

Ich wache auf und lächle.
Vierundzwanzig neue Stunden liegen vor mir.
Ich will jeden Augenblick des Tages vollkommen bewusst leben
Und allen Menschen mit Liebe und Mitgefühl begegnen.
Hạnh, 2004, S. 18

Achtsamkeit ist der Schlüssel zu einem bewussten und erfüllten Leben. Sie hilft, mit den Herausforderungen des Lebens besser umzugehen und das Leben genießen zu können. Um für unser Wohlergehen sorgen zu können, schafft die bewusste Wahrnehmung unseres Körpers eine Beruhigung des Denkens durch ein genaueres Bewusstsein für das, was in mir und um mich herum ist. Körpersignale bekommen wir in einem Zustand, in dem wir viel denken, nicht mit. So vergessen wir Essen und Trinken bei Stress oder konzentriertem Arbeiten, vergessen bei Aufmerksamkeit und Anstrengung manchmal sogar das flüssige Atmen.

Achtsamkeit ist eine Bewusstseinsqualität, die Stress reduziert, Resilienz aufbaut und uns darin unterstützt, sinnerfüllter und glücklicher zu leben. Eine solche Bewusstseinsqualität ist durch eine Fülle kleiner Techniken wie Meditationen, Body Scans, Body2Brain-Methoden © oder Atemübungen trainierbar. Die Integration von Achtsamkeitstechniken in unser Leben trägt neben akuter Stressbewältigung auch zu einer wirksamen Stressprävention bei. Innere Ruhe und Gelassenheit helfen, Gedankenkreisläufe kommen und gehen zu lassen, darauf zu vertrauen, dass Gefühle kommen und auch wieder gehen. Sie lassen die Wahrnehmung schöner Momente und Anblicke zu, ermöglichen, wahre Wichtigkeiten zu erkennen und sich an kleinen Dingen zu erfreuen. In diesen Momenten das Sein ganzheitlich zu erleben, trägt in hohem Maße konstruktiv zum Prozess der Gesundung bei.

Herr S., ein Mann mit diagnostizierter Depression, erzählt nach zwei Wochen täglicher Gehmeditationen auf einem ritualisierten Rundweg durch den benachbarten Wald: »Gestern habe ich zum ersten Mal seit langer Zeit gedacht, die Sonne scheint heute für mich! Nein, ich habe es nicht nur gedacht, sondern es war so, als ob ich mich selbst sonnig fühle. Dieses Bewusstsein hält noch bis heute an, ich freue mich so sehr darüber, dass ich es am liebsten allen erzählen möchte!«

Ein schönes Beispiel dafür, dass Achtsamkeit ein Weg sein kann, unseren Verstand und unsere Gefühle in Einklang zu bringen, ein intuitives Verstehen und Wissen zu ermöglichen und damit unser Kohärenzgefühl zu steigern.

Der buddhistische Mönch Thích Nhất Hạnh formuliert in seinem Buch »Das Glück, einen Baum zu umarmen« bezüglich solcher Erfahrungen: »Wenn die Achtsamkeit etwas Schönes berührt, offenbart sie dessen Schönheit. Wenn sie etwas Schmerzvolles berührt, wandelt sie es um und heilt es« (1997, S. 42).

Achtsamkeit ist bis heute zu einem modernen Begriff in verschiedenen Disziplinen geworden. Der Molekularbiologe Jon Kabat-Zinn (2013) hat mit MBSR (Mindfulness-Based Stress Reduction) eine Methode zur Stressbewältigung durch Achtsamkeit entwickelt, die auf Forschungsergebnissen basiert, nach denen die messbare Absenkung von Sauerstoffverbrauch und Blutdruck durch Meditation und die Stärkung des Immunsystems erwiesen ist. MBSR wird in vielen psychosomatischen Kliniken genutzt und kann auch ambulant vor allem in den Achtsamkeitszentren vieler Städte gelernt werden. Kabat-Zinn (2013) zufolge ist die »Essenz der Achtsamkeit [...] tiefes Zuhören – die Kultivierung einer Vertrautheit mit der Entfaltung Ihres eigenen Lebens, so als ob Ihr Leben wirklich wichtig wäre. Denn das ist es« (S. 18).

Mithilfe solcher Techniken ist es dem Menschen möglich, innere Zustände zu erkennen und die Selbstwahrnehmung zu steigern. Kontakt zu den Bedürfnissen finden, sich selbst spüren, in die Entspannung gehen, eine Balance zwischen Denken und Fühlen herstellen – all das kann stattfinden, wenn man das Nicht-Veränderbare und das eigene Selbst akzeptiert und sich von Erwartungen löst. Loslassen von Bewertungen und dem Druck des Verändern-Wollens sind große Gewinne für eine gesundheitsförderliche Haltung und Praxis auf der Handlungsebene.

In der Praxis systemischer Gesundheitsförderung ist es hilfreich, dem Gegenüber ritualisiert zu jeder Sitzung einen Moment in und für seine*ihre Achtsamkeit zu schenken. So wirkt es für Menschen mit akutem Stresserleben beim ersten Mal unerwartet und gleichzeitig erholsam, wenn er*sie beispielsweise aufgefordert wird, sich seinen*ihren Sitzplatz in Achtsamkeit zu wählen:

»Bitte wählen Sie ihren Platz sorgsam aus. Setzen Sie sich und nehmen Sie sich eine Minute Ruhe, um sich bewusst zu machen, was ihre Sinne auf diesem Platz wahrnehmen – ihre Augen, Ohren, Nase … Wie fühlt sich die Unterlage an, wo spüren Sie den Stuhl, den Boden, die Lehnen … Nehmen Sie wahr, welches Bedürfnis sich in Ihnen ausbreitet und wenn Sie mögen, lassen Sie es mich wissen und wir können mit unserer heutigen Sitzung beginnen.« Diese kleine Achtsamkeitsübung führt von der vielleicht alltäglich erlebten Aufforderung »Sitz' nicht einfach nur da, tu' irgendetwas« hin zu der inneren Erlaubnis »Tu' nicht einfach irgendetwas, sitz' nur da!« und bietet auf analoger Ebene einen Zugang zur Selbstwahrnehmung (in Anlehnung an die Übung »Sitzen in Achtsamkeit« von Brentrup u. Geupel, 2016, S. 110).

Das Ritual der achtsamen Platzwahl zu Beginn jeder Sitzung verbunden mit einer Minute sinnhafter Gewahrwerdung der Umgebung (es dürfen auch zwei oder drei Minuten sein), findet in unserer Praxis regelmäßige Anwendung. Gerade Menschen auf dem Weg zur Gesundung genießen diese Momente der Ruhe und des Ankommens und berichten von wohltuender Entspannung.

Ein guter Start für jedes Gespräch!

6.3 Begegnungen der Narrative

Jeder neue Satz entwickelt im Gehirn ein neues Bild.
Croos-Müller, 2015a, Seite 12

Jeder Mensch besitzt sein eigenes Narrativ des Lebens. Des Lebens an sich, der eigenen Lebensgeschichte und auch das Narrativ seiner Gesundheitsgeschichte. Wir wissen um die Mehrgenerationalität der Geschichten in Familien. Sie reichen weit über die Familienangehörigen und Lebensorte hinaus, sind gefüllt mit Weisheiten, Erfahrungen, Bewältigungen, Sehnsüchten und Wünschen. Unser Gehirn denkt in Bildern und so versuchen wir die inneren Bilder mit Worten zu transportieren und manchmal auch zu transformieren. Auch hier zeigt sich Zirkularität, denn eine durch Worte veränderte Geschichte erzeugt neue Bilder in unserem Gehirn und dieses neue Bild nimmt Einfluss auf biologischer Ebene, schenkt uns eine andere Mixtur an Hormonen und Botenstoffen, hat die Kraft, eine neue Gefühlswelt entstehen zu lassen. So entsteht Lust auf neue Erfahrungen und Erkundungen, auf Gemeinschaft, Austausch und Kontakt.

Ein Narrativ ist eine sinnstiftende Erzählung, die Einfluss hat auf die Art, wie die Umwelt wahrgenommen wird. Es transportiert Werte und Emotionen, ist in der Regel auf einen bestimmten Kulturkreis bezogen und unterliegt dem zeitlichen Wandel. In diesem Sinne sind Narrative keine beliebigen Geschichten, sondern etablierte Erzählungen, die mit einer Legitimität versehen sind. So sind Narrative als bildauslösende Begriffe assoziativ verbunden mit den Lebenserfahrungen des Menschen und werden trotz der Etablierung sehr persönliche und individuelle Nuancen der Unterscheidbarkeit offenbaren, wenn wir uns den Gemeinsamkeiten und Unterschieden in der Bedeutungsgebung neugierig und interessiert fragend annähern. Dies könnte aussehen wie folgt:

Fragenleitfaden Lebensfreude

Auch der Begriff »Lebensfreude« ist mit Bildern assoziiert, die fragend erkundet werden:

- Was genau bedeutet für Sie Lebensfreude?
- Wie kommt es, dass Sie Ihre Lebensfreude verloren haben?
- Was bedeutet dieser Verlust für Sie?
- Wie betrauern Sie diesen Verlust?
- Wer trauert noch darum?
- Wieviel Prozent Ihrer Lebensfreude sind heute spürbar?
- Wieviel Prozent Ihrer Lebensfreude möchten Sie bis zum Ende unserer gemeinsamen Arbeit haben?
- Wann gab es Zeiten in Ihrem Leben, in denen Sie schon einmal bei mindestens diesem Prozentsatz waren?
- Wie haben Sie das damals erreicht? Wer oder was war hilfreich dabei?
- Was aus diesen Zeiten könnten Sie schon morgen wiederherstellen?
- Wer aus Ihrem Umfeld wird das als Erste*r merken und woran?
- Was wird er*sie dazu sagen?
- Welche Gefühle löst es in Ihnen aus, das zu hören?
- Was erwidern Sie?
- In welchem Teil Ihres Körpers spüren Sie Energie?
- Wozu haben Sie Lust?

- Was können Sie nun endlich wieder tun, wenn Sie sich so fühlen?
- Was ist Ihr erster Schritt?

Das Narrativ impliziert die Voraussetzung, dass jeder Mensch einen reichen Erfahrungshintergrund an »Ja zum Leben« und Lust zum »neugierig in das Leben gehen« hat.

Es öffnet einen Eingang in den Bereich der inneren Ressourcen durch das Spiegeln der beratenden Person als fragender Person. Durch diese Verbindung kann erste Hoffnung auf ein Wiederfinden und Neuentwickeln von Lebensfreude entstehen.

Wesentlich ist für Berater*in und Klient*in an dieser Stelle die Beobachtung der Zumutbarkeit. Wie weit können wir darauf vertrauen, dass bereits jetzt schon ausreichende Ressourcen und resiliente Fähigkeiten aktiviert sind und genutzt werden können? Eventuell ist dieser Beginn auch schon eine Stelle, die Grenzen aufzeigt und zunächst eine Veränderung in der Frequenz der Sitzungen, des Settings, physische oder psychische Diagnostik etc. erfordert.

Meist jedoch ist unserer Erfahrung nach diese Stelle aus gutem Grund markiert – die Würdigung der gefühlten »Lebensleere« hatte noch keinen ausreichenden Raum. Menschen, die eine Lebensleere empfinden und den Weg in eine Beratung finden, haben meist einen Veränderungswunsch und eine geringes Energielevel. Eine Skalierungsarbeit zur neugierigen Erkundung dieses inneren Bildes kann sehr nützlich sein, macht es doch vielleicht die Stabilität deutlich, die ein Verbleiben auf diesem Pol der Lebensleere, in dieser Empfindung erzeugen kann. Ein Hinweis darauf, dass zum jetzigen Zeitpunkt eigenerzeugte Stabilität wichtig ist. Dieser Prozess könnte aussehen wie folgt:

Fragenleitfaden Lebensleere

- Was genau bedeutet Lebensleere für Sie?
- Wie kommt es, dass Sie Lebensleere empfinden?
- Was bedeutet diese Empfindung für Sie?
- Wie betrauern Sie diese Empfindung?
- Wer trauert noch darum?
- Wieviel Prozent Lebensleere füllen Sie aus?
- Wieviel Prozent möchten Sie bis zum Ende unserer gemeinsamen Arbeit haben?
- Wann gab es Zeiten in Ihrem Leben, in denen Sie schon einmal bei mindestens diesem Prozentsatz waren?
- Wie haben Sie das damals erreicht? Wer oder was war hilfreich dabei?
- Was aus diesen Zeiten könnten Sie schon morgen wiederherstellen?
- Wer aus Ihrem Umfeld wird das als Erste*r merken und woran?
- Was wird er*sie dazu sagen?
- Welche Gefühle löst es in Ihnen aus, das zu hören?
- Was erwidern Sie?
- In welchem Teil Ihres Körpers spüren Sie Energie?
- Wozu haben Sie Lust?
- Was können Sie nun endlich wieder tun, wenn Sie sich so fühlen?
- Was ist Ihr erster Schritt?

Mit diesen oder ähnlichen Fragen wird die gesamte Narration auf der dialektischen Linie zwischen den Polen verändert, ein spielerischer Tanz zwischen Vergangenheit und Zukunft, zwischen erlebter Realität und zukünftigen Möglichkeiten darf beginnen.

7 Dunja, die Sängerin

Worte haben keine Energie,
solange sie kein Bild auslösen.
Satir, zit. nach Hannes, 2000, Seite 27

In einem Gesangsworkshop wurde Dunja mit ihrem Thema an mich verwiesen. In unserem ersten Coachingtermin beschreibt Dunja ihre Selbstzweifel und ihr mangelndes Selbstwertgefühl in Bezug auf ihre musikalischen Fähigkeiten als Pianistin und Sängerin. Insbesondere vor Auftritten und Konzerten stehe sie sich selbst im Wege, habe Angst zu scheitern. In circa sechs Wochen stehe ein größeres Solokonzert an.

Darüber hinaus äußert sie den Wunsch, selbstbewusster Aufträge zu akquirieren und Honorare auszuhandeln. Dunja spricht von der Scham und der Angst, überheblich werden zu können.

Ihr Ziel sei es, sich besser zu verstehen und an ihrem Selbstbewusstsein zu arbeiten, also psychomental stabil zu werden.

Dunjas Selbstwert

In der Auftragsklärung unserer Coachingsitzung lasse ich Dunja ihren Selbstwert skalieren (10 = höchster Wert). Sie schätzt ihren Selbstwert aktuell auf 4 ein. Auf meine Frage, was passieren müsste, damit sich ihr Wert auf der Skala um einen Punkt auf 5 erhöht, formuliert sie: »Wenn ich richtig bin, so wie ich bin …«

In der systemischen Gesundheitsförderung nutze ich ebenso wie im systemischen Coaching die Skalierung als zentrale lösungsorientierte Methode.

Eine Skalierung zu den Themen des Auftrags, hier der Selbstwert, macht ihn fassbar für die Kundin und die Coachin. Gleichzeitig bedeutet eine 4 auch, dass Selbstwert in der angegeben Höhe vorhanden ist. Die Ressource Selbstwert wird von der Kundin bis 4 eingeschätzt und es gibt ein Entwicklungsfeld von mindestens 6 Schritten in dieser Wirklichkeitskonstruktion. So werden Ressourcen und Möglichkeiten konkret und neue Ideen und Optionen im Sinne einer Lösung oder Entwicklung können erdacht werden. Es entsteht eine Kommunikation über das, was funktioniert oder funktionieren könnte. In diesem Entwicklungsfeld liegt der Fokus des Coachings. Für Dunjas Auftritte ist es von Bedeutung, wie sie ihr Selbstwertgefühl erlebt. Hier zu beginnen ist ein möglicher Weg: Blockaden verstehen und zu lösen und gleichzeitig den Selbstwert zu trainieren.

Dunjas Familiengeschichte

Auf meine Fragen zu ihrer familiären Situation und ihrer Familiengeschichte erzählt sie, dass sie mit 15 Jahren aus Sankt Petersburg nach Deutschland gekommen ist. Zusammen mit der 18 Jahre alten Sarah und Boris, 16 Jahre. Ich visualisiere Dunjas Erzählung als Genogramm auf einer Flipchart. Diese Visualisierung des Kontextes ihrer Herkunftsfamilie macht einen bedeutsamen Unterschied. Sie hilft der Kundin dabei, »komplexe Zusammenhänge so zu verstehen, dass daraus möglichst einfache Lösungen sichtbar werden« (von Schlippe u. Schweitzer, 2012, S. 228).

Dunja, 44 Jahre alt, beschreibt ihren Mann Jura, 45 Jahre alt, im Gegensatz zu ihr als einen extrovertierten, kommunikativen Mann, der mit seiner Mutter selbstständig einen Betrieb führt. Die Familie des Mannes habe sie direkt aufgenommen. Nach der Heirat vor 23 Jahren hätten sie zunächst bei den Schwiegereltern gelebt. Jura habe hart gearbeitet, ihnen ein eigenes Haus gebaut, in das sie zogen, als die Kinder noch im Kleinkindalter waren, und in dem sie noch heute leben.

»Die Familie ist der Ort der Übertragung von Erfahrungen, Wissen und Einstellungen der Elterngeneration auf die nachfolgende Generation« (Kellermann u. Roedel, 2014, S. 227). Geleitet von der Hypothese, das Dunjas Geschichte für die Entwicklung ihres Selbstwerts und ihrer Identität von zentraler Bedeutung ist und für die Bearbeitung ihres Themas möglicherweise eine hilfreiche Öffnung ermöglicht, entscheide ich mich in der ersten Sitzung für eine vertiefende Genogrammarbeit. Teil eines Familiensystems, »Teil eines einzigartigen mehrgenerationalen Beziehungszusammenhangs zu sein«, schafft Erklärungen und Sinnzusammenhänge für gegenwärtiges und zukünftiges Handeln (S. 228). So ist Dunjas Geschichte ihrer »Wurzelfrauen« ein Pfad in die Historie der russischen Kultur und die Geschichte des Selbstwerts dieser Frauen.

Ihre Mutter entstammte einer punktuellen Abhängigkeitsbeziehung: »Für einen Sack Mehl bin ich geboren, die Großmutter schlug sich in Armut und Elend durch«. Dunjas Mutter ist als junges Mädchen diesem Elend entflohen und nach Sankt Petersburg gegangen, dort hat sie Anatoli kennengelernt, der aufgrund einer Polio-Erkrankung behindert war. Sie hat ihn geheiratet, aber die Ehe war eine Zweckgemeinschaft und unglücklich. Dunja wurde geboren und von ihrer Mutter streng und mit Schlägen erzogen. Sie besuchte mit sieben Jahren die Musikschule, musste allein eine Stunde im Bus dorthin fahren.

Wenn Dunja schlechte Klaviernoten mit nach Hause brachte, wurde sie von der Mutter geschlagen. Ihre Mutter sah in Dunjas Talent als Pianistin eine Perspektive: Ihr Satz »Das ist dein Brot« war für Dunja wie ein Fluch.

Dunjas Narration, die Art und Weise, wie sie über ihre Geschichte spricht, ist wichtiger als das eigentliche Problem selbst (von Schlippe u. Schweitzer, 2019, S. 21). Vor diesem Hintergrund entwickelte ich folgende systemische Hypothesen:

Hypothesen zu Dunjas Situation

Sie hat früh Strenge und an sie gerichtete hohe Ansprüche erfahren, die sich heute noch negativ auf ihr Selbstwertgefühl auswirken. Möglicherweise bedeuten Erfolg und Leichtigkeit aber auch einen Bruch mit ihrer Herkunft und somit ist das Thema »Selbstwert« für sie ein Zeichen der Loyalität gegenüber ihrer russischen Geschichte und Herkunft. Eine Wertschätzung als Kind hat sie sowohl familiär als auch im schulischen Kontext kaum erfahren. Womöglich würde ein Erfolg ihr beschriebenes Gefühl von abgehoben sein bedingen oder befördern.

Hohe Anforderungen und ein perfektionistischer Leistungsanspruch begleiten sie heute noch in ihren verinnerlichten Glaubenssätzen und blockieren eventuell einen wertschätzenden Zugang zu ihrem Selbst.

Die häusliche Atmosphäre war spannungsreich und es mangelte an liebevollem Umgang. Möglicherweise hat Dunja kaum gelernt, liebevoll und achtsam mit sich selbst umzugehen und weiß nicht, wie das geht.

Dunjas Glaubenssätze

Als Hausaufgabe bitte ich Dunja, all die Glaubenssätze, die ihr durch den Kopf gehen, aufzuschreiben und zur zweiten Coachingsitzung mitzubringen. In der zweiten und dritten Sitzung beschäftigen wir uns mit diesen Glaubenssätzen und deren ressourcenorientierter Neukonstruktion.

Während ich Satz für Satz nach Vorgaben des Coachee auf der Flipchart visualisiere, stelle ich systemische Fragen:

Fragenleitfaden Glaubenssätze

- Wie lange begleitet Sie dieser Satz schon?
- Welche Geschichte gibt es zu diesem Satz?

- Wer ist der*die Urheber*in dieses Satzes?
- Wie bedeutsam ist er? Skalierung.
- Welche Wirkung entfaltet dieser Satz in Ihnen?
- Wo in Ihrem Körper bemerken Sie ihn?
- Wozu ist er möglicherweise gut oder hilfreich?
- Wie könnte er umformuliert werden, sodass er Sie unterstützt und bestärkt?

Tabelle 1: Neukonstruktion der Glaubenssätze

Glaubenssatz	Neu konstruierter Glaubenssatz
Ich mache alles falsch.	Ich probiere vieles aus, Fehler passieren, jeder Fehler ist eine neue Chance.
Ich will nicht stören.	Ich darf mich zumuten, ich darf so sein wie ich bin.
Ich bin es nicht wert, etwas Schönes zu haben oder zu besitzen.	Ich bin wertvoll und einzigartig.
Alle schimpfen mit mir.	Ich nehme konstruktive Kritik an und werde als Mensch geschätzt.
Ich trau mich nicht und werde mich blamieren.	Ich versuche es und gebe mein Bestes.
Ich bin nicht wichtig.	Ich bin wertvoll und einzigartig. Du bist eine coole Mama.
Ich habe Angst, die Kontrolle zu verlieren.	Ich bin erwachsen und kann es regeln.
Ich darf nicht atmen.	Ich atme frei, ich konzentriere mich auf meine Atmung.
Ich benehme mich daneben.	Ich darf ich sein, alles ist gut.
Ich bin eine Betrügerin.	Ich bin kompetent und habe was vorzuweisen, zu sagen, zu singen.

Die oben genannten Glaubenssätze verdeutlichen anschaulich, wie sehr Dunja durch das Denken dieser verinnerlichten Sätze in einen Kreislauf negativer Gedanken eintaucht.

Betrachten wir diesen Aspekt durch eine neurobiologische Brille, so bringt sich Dunja durch das Wiederholen dieser negativen, blockierenden Sätze in einen Gemütszustand, der sie in ihrem Berufsalltag behindert. »In Untersuchungen wurde nachgewiesen, dass Worte tatsächlich die Strukturen der neuronalen Netzwerke unseres Gehirns verändern können. Jeder neue Satz entwickelt im Gehirn ein neues Bild« (Croos-Müller, 2015, S. 12). Die Visualisierung der positiv veränderten Glaubenssätze ist ein erster Schritt für den Aufbau eines neuen inneren Wertesystems in Beziehung zu den Ressourcen des eigenen Selbst und somit eine Unterbrechung des oben beschriebenen Kreislaufs. Darüber hinaus sind bifokale multisensorische Interventionstechniken wie Body2Brain© oder PEP® hilfreich, diese begonnene Entwicklung in Selbstwirksamkeit zu ermöglichen und zu verstärken.

Dunjas Entwicklungen
Dunja meistert ihren ersten größeren Auftritt nach längerer Pause mit Erfolg. Ihren Selbstwert skaliert sie in der vierten Sitzung auf sieben. Sie beschreibt ihre Entwicklung: »Ich bin in Bezug auf mein Auftragsthema vorangekommen.« Aber sie misstraut dieser Veränderung, befürchtet einen erneuten Einbruch. Ich zeige ihr eine Möglichkeit zur Emotionsregulation (Michael Bohne hat diese Methode sehr anschaulich in einem kleinen Buch als Anleitung zur Selbsthilfe verfasst. Ich nutze es in meiner Praxis, stelle es vor und rege an, es auszuprobieren): Klopfen ist eine sehr einfache Methode, die auf dem Prinzip beruht, dass man in Momenten der Hilflosigkeit, des Stresses, der Angst oder des Ärgers einfach ausgewählte Akupunkturpunkte abklopft. Währenddessen spricht die betroffene Person Sätze aus, die die Akzeptanz des eigenen Selbst steigern. So findet das Gehirn in der Regel in einen Zustand der erhöhten Lösungskompetenz zurück. Mithilfe dieses Vorgehens verschwinden negative Gefühle und andere Blockaden bei vielen Menschen wieder (Bohne, 2019).

In der fünften und letzten Sitzung reflektiere ich mit Dunja den Coachingprozess und den Lerngewinn. Dunja skaliert sich auf ihrer

»Gut-Geh-Skala« auf einer stabilen Acht. Sie hat einen Weg gefunden, um mit ihrem Thema »Selbstwert« zurechtzukommen: »Ich habe mich entschieden, so wie ich bin, bin ich genug.«

Sie hat ein größeres Verständnis ihrer Geschichte erreicht, einen ressourcenorientierten Blick auf sich selbst gewonnen und konkrete Übungen, um ihre Emotionen zu regulieren, erlernt. Sie hat einen neuen Auftrag als Pianistin bekommen, der sie sehr zufrieden stellt und den Erfolg ihrer Auseinandersetzung mit ihrem Selbstwert zeigt. Wir verabschieden uns mit der Option, das Gespräch bei Bedarf fortzusetzen.

Zusammenfassend hat das Coaching folgende Ziele erreicht:
- Die Entwicklung von Selbstfürsorge
- Das Erleben von Selbstwirksamkeit
- Die Fähigkeit, beunruhigende Emotionen vor den Auftritten in Richtung Gelassenheit regulieren zu können
- Die Stärkung der Fähigkeit, die eigenen Ressourcen zu nutzen

8 Eine kleine Anleitung zum (Er)Finden von Lebensfreude

Gestern war ein Tag zum Weinen.
Gestern war ich nicht gesund.
Heute bin ich auf den Beinen.
Morgen geht es wieder rund.[6]
Frantz Wittkamp (*1943),
freischaffender Graphiker, Maler und Autor

Im Dialog zur Lebensfreude

Die Formulierung des leidvollen Erlebens, zum Beispiel: »Es geht mir seit Wochen immer nur noch schlecht!«, im Wortlaut nutzen für eine einfache Skalierung:

Stellen Sie sich einen Zahlenstrahl von 1 bis 10 vor. Wenn 1 die Zahl für absolutes Gutgehen ist und 10 die Zahl für absolutes Schlechtgehen, auf welcher Zahl stehen Sie heute?
(Skalierung zur Standortbestimmung im Hier und Jetzt.)

Wann gab es Ausnahmen? Was war in Bezug auf die Ausnahmen anders? Wie ist es Ihnen ergangen, wo wären Sie auf derselben Skala gewesen?
(Skalierung zur Unterschiedsbildung.)

Welche Gefühle erinnern Sie? Erzählen Sie mir gerne mehr von dieser Zeit und diesen Gefühlen!

---

6 https://www.aphorismen.de/suche?text=Gestern+war+ein+Tag+zum+Weinen.+Gestern+war+ich+nicht+gesund.+Heute+bin+ich+auf+den+Beinen.+Morgen+geht+es+wieder+rund.

Welches innere Bild entsteht, während Sie mir so davon erzählen? (Beginn einer Imagination, Zeit lassen zum Finden des Bildes.)

Nehmen wir einmal an, dieses Bild hätte einen Titel, eine Überschrift, wie würde es heißen?
(Fragen Sie nach dem VAKOG-Modell aus der NLP[7] die fünf Sinneskanäle zu dem entstandenen Bild ab, zum Beispiel anhand folgender Fragen:
Visuell – *Was sehen Sie? Welche Farben, Formen, Figuren …?*
Auditiv – *Was hören Sie? Welche Geräusche, Stimmen, Musik …?*
Kinästhetisch – *Was fühlen Sie? Wind im Haar, Salz auf der Haut, eine kitzelnde Feder …?*
Olfaktorisch – *Was riechen Sie? Frisches Gras, Sonnenmilch, Parfüm, leckeres Essen …?*
Gustatorisch – *Was schmecken Sie? Frisches wie Minze, Salziges wie Lakritz, Süßes …?*
Das Erreichen der Sinneskanäle lässt die Erinnerung wieder lebendig werden. Tieferliegende Emotionen werden angesprochen und erste Entspannungsmomente gefördert. So fungieren die aktivierten Bilder der Vergangenheit als erneute Kraftgeber in der Gegenwart. Gleichzeitig wird deutlich, über welchen Sinneskanal mein Gegenüber auch in Zukunft leichter zu erreichen ist, für welche Sinneswahrnehmung sich leicht Worte finden lassen.)

Wie haben Sie es geschafft, dass es Ihnen in der Vergangenheit gut ging? Wo waren Sie und welche Menschen waren bei Ihnen? Was finden wir auf den vier Ressourcenebenen? Nehmen wir an, es gibt einen guten

---

7 https://www.landsiedel-seminare.de/nlp-bibliothek/practitioner/p-02-00-repraesentationssysteme.html.

Grund dafür, dass es Ihnen heute schlecht geht, welcher könnte es sein? Was ist Ihr Gewinn und was ist der Preis?
(Der Tanz der Veränderung, der Vitalisierung beginnt durch das Bewegen auf der dialektischen Linie zwischen den Polen »gut gehen« und »schlecht gehen«, zwischen scheinbar Vergangenem und Heutigem.)

Nehmen wir für den Moment einmal an, Sie könnten diese Erfahrungen aus den Ausnahmesituationen nun nutzen, was würden Sie morgen anders machen? Und was noch? Welches Ihrer Bedürfnisse kann sich jetzt erfüllen? Worin sind sie nun achtsamer? Wem erzählen Sie dann davon? Wen möchten Sie um Unterstützung bitten? Wie formulieren Sie diese Bitte? Wie möchten Sie erste Erfolge feiern?

Wie würde sich das auf Ihre Skala auswirken, wo wären Sie nun angekommen?
(Erneute Skalierung, diesmal im Raum, um den Körper durch Bewegung miteinzubeziehen. Vielleicht passt an diese Stelle auch eine kleine Embodiment-Übung wie zum Beispiel Body2Brain © von Claudia Croos-Müller oder eine Achtsamkeitsübung zur Vertiefung einer Entspannung.)

Welchen neuen Gedanken oder welchen neuen Impuls nehmen Sie heute aus unserer Sitzung mit? Worüber haben Sie sich zuletzt gefreut?

Zum Abschluss des heutigen Termins möchte ich Ihnen gerne zurückmelden, was mich gefreut hat: »…«
(Fassen Sie in aufrichtiger und wertschätzender Weise die zu würdigenden Aspekte der Sitzung zusammen und bieten Sie ein Modell der wohltuenden Kommunikation über die gemeinsam erlebte Lebensfreude!)

Im nächsten Termin:
Was hat aus dem letzten Gespräch noch nachgewirkt? Was war wichtig und bedeutsam in der Zeit zwischen unserer letzten Sitzung und heute? Was davon möchten Sie heute besprechen und was wäre ein nützliches und gutes Ergebnis für Sie?
(Im Hinblick auf die Zeitspanne zwischen der letzten Sitzung bis heute in Reflexion und Wechselwirkung gehen. Mit der selbstverständlichen Gewissheit arbeiten, dass Veränderung beständig passiert und die »Geschichte« sich weiterentwickelt hat. Bei der Schilderung des Leidens erneut mit Punkt 1 beginnen, bei der Schilderung von gutem Erleben mit diesem Inhalt wieder bei Punkt 2 einsteigen.)

9 Frau Keller, die Tischlerin

Systemisch-konstruktivistisch zu arbeiten ist die Kunst, in den Tragödien des Lebens Ressourcen und Lösungen zu erkennen,und in scheinbar unmöglichen Situationen Humor zu entdecken.
N. N.

Der Überweisungskontext LOB (lösungsorientierte Beratung, siehe Abschnitt »Vorfreude«) bringt Frau Keller in meine Praxis, da sie keinen Psychotherapieplatz finden konnte und ihren Leidensdruck gegenüber der Krankenfallmanagerin formulierte.

Frau Keller ist 21 Jahre alt und zum Zeitpunkt des Erstgesprächs vier Monate vom Hausarzt aus psychischen Gründen krankgeschrieben, mit dem Behandlungsvorschlag, eine Diagnose zu erstellen und Psychotherapie zu beginnen.

Zu Ihrer Situation berichtet die Klientin, dass Sie mit einem neun Jahre älteren Partner zusammenlebe, der LKW-Fahrer und viel außer Haus sei. Ihre Eltern wohnten in dem Nachbarort, ihre drei Jahre ältere Schwester studiere Sozialpädagogik und lebe am Studienort. Sie beschreibt sowohl ihre familiären Beziehungen als auch die Beziehung zu ihrem Partner als intakt.

Frau Keller absolviert eine geförderte Ausbildung als Tischlerin. In diesem Kontext wird sie von einem Sozialarbeiter in der Ausbildung unterstützt, der den Transfer von Schule zum Ausbildungsbetrieb begleitet. Im Ausbildungsbetrieb sei Frau Keller die einzige Frau, Konflikte zwischen ihr und dem Lehrmeister belasteten sie so sehr, dass sie nicht mehr arbeitsfähig sei.

Auf meine Fragen zu den Konflikten berichtet Frau Keller, der Lehrmeister behandele sie sehr abwertend, schreie sie an, bezeichne sie als dumm etc.

Vor dem Hintergrund der oben beschriebenen Ausgangslage hat die Krankenfallmanagerin eine Beratung in meiner Praxis angeboten, um eine weitere Verschlechterung der psychosozialen Situation zu verhindern – eine Stabilisierung oder positive Entwicklung waren nicht erkennbar. Offensichtlich sind alle Beteiligten mit einer Lösung des Themas überfordert. Die Krankenfallmanagerin formulierte folgende Beratungsziele:

- Klärung der Beratung als Hilfsangebot
- Situationsklärung
- Stabilisierung
- Wiederherstellung der Arbeitsfähigkeit

Die Auftragsklärung mit der Kundin ergibt, dass Frau Keller sich von dem Lehrmeister gemobbt fühlte mit der Folge, dass sowohl der Berufsschullehrer als auch der Sozialarbeiter zu der Einschätzung kamen, dass Frau Keller labil sei und eine Psychotherapie zur Bearbeitung ihrer psychischen Störung beginnen solle. Offensichtlich fiel in den Gesprächen auch das Wort »Diagnose«. O-Ton: »Ich brauche eine Diagnose …«

Frau Keller hat keine Vorstellung von dem Begriff Diagnose, nimmt aber wahr, dass man ihr zuschreibt, dass mit ihr etwas nicht stimme.

Hypothesen zu Frau Keller

Das »Kranksein« von Frau Keller war ihr Lösungsversuch, mit der konfliktreichen, abwertenden Arbeitsatmosphäre fertigzuwerden.

Es könnte sein, dass Frau Keller sich ihrer eigenen Stärke und Potenziale nicht bewusst ist.

Es könnte sein, dass das Leben von Frau Keller noch sehr fremdgesteuert und wenig selbstwirksam ist, sie sich klein fühlt und nach Halt sehnt.

Es könnte sein, dass Frau Keller noch keine Idee von sich als erwachsener Frau hat.

Möglicherweise braucht Frau Keller noch die Eigenerlaubnis, um ihr Leben selbst in die Hand zu nehmen, es zu gestalten.

Lehrer und Sozialarbeiter sahen in der Empfehlung einer Diagnose und der Psychotherapie möglicherweise die Möglichkeit, Frau Keller zu unterstützen, offensichtlich waren ihnen keine anderen Lösungsmöglichkeiten zugänglich, um mit dieser krisenhaften Herausforderung umzugehen.

Intervention im Erstgespräch

Nach dem Joining formuliere ich bereits im Rahmen der Auftragsklärung mit der Kundin ein Kontextreframing: »Nehmen wir einmal an, Sie würden in einem typischen Frauenberuf, beispielsweise als Erzieherin in einem Kindergarten, statt in einem von Männern dominierten Betrieb arbeiten, was glauben Sie, was würden Ihre Kolleginnen zu Ihrer mentalen Verfassung sagen?« »Möglicherweise würden sie sagen: ›Sie sind sehr sensibel und empathiefähig und können die Bedürfnisse der Kinder und Kolleginnen gut erkennen und auf sie eingehen‹.«

Das Reframing ermöglicht eine neue Sichtweise auf das zugeschriebene Problem. Dieser Blickwinkel würdigt die Fähigkeit hinter dem Problem, die jedoch in dem beruflichen Kontext wenig brauchbar ist. Vielmehr erfordert der Kontext »Schreinerei/Lehrbetrieb« innere Distanzierungsfähigkeit und Selbstbehauptung, um den Äußerungen des Lehrmeisters nicht zu erliegen.

Ich biete der Klientin konkret an, sie im Rahmen der weiteren Beratung darin zu unterstützen, innere Distanz zu erarbeiten und konkrete Konfliktlösungsstrategien im Umgang mit dem Lehrmeister zu erlernen. Ich bitte sie, über mein Beratungsangebot nachzudenken und mir in den nächsten zwei Tagen eine telefonische Rückmeldung zu geben.

Ziel dieser etwas konfrontativen Intervention war, eine Idee von Selbstwirksamkeit in der Klientin anzuregen, diese Herausforderung der Distanzierung zu meistern und die Ausbildung abzuschließen, um neue Freiheit zu gewinnen.

»Wenn ich als Psychotherapeut […] mein Gegenüber als rohes Ei erlebe oder ihm nichts zutraue, dann wird mein Gegenüber mit großer Wahrscheinlichkeit die Zuschreibung rohes Ei spüren, bzw. er wird sich so fühlen wie jemand, dem nichts zuzutrauen ist. […] Die innere Haltung von uns Therapeuten, so hat es der Hypnotherapeut Jeffrey Zeig einmal bezeichnet, ist eine hoch wirksame Tranceinduktion […]« (Bohne, 2019, S. 23).

Um sicherzustellen, dass Frau K. als wirkliche Kundin (Shazer, 2018, Milwaukee Modell) an ihrer Entwicklung arbeiten möchte, habe ich mein Beratungsangebot an diese Rückmeldung geknüpft.

Während der Kontextualisierung und der Formulierung meines Angebotes kann ich eine körperliche Veränderung bei der Kundin beobachten. Ihr Blick richtete sich auf und unter Tränen formuliert sie: »Ich will auch nicht mehr zu Hause sitzen«. Ihre Hilflosigkeit und Ohnmacht, aber auch ihre Zuversicht durch die Eröffnung einer neuen Perspektive waren sofort spürbar.

Frau Keller rief mich am nächsten Tag an und stimmte der Beratung zu.

Zweite Beratung mit Frau Keller

In der zweiten Beratung vier Wochen später berichtet Frau Keller, dass sie die Ausbildung wieder aufgenommen habe. Den Lehrmeister, den Berufsschullehrer sowie den Sozialarbeiter habe sie darüber informiert, dass sie mithilfe der Beratung ihr Ziel, die Ausbildung zur Tischlerin abzuschließen, erreichen werde. Sich dieser Herausforderung zu stellen, Selbstwirksamkeit zu erfahren, hat den Selbstwert

Frau Kellers gestärkt (auf der »Gut geh«-Skala von 3 auf 7) und ihre Lebenserfahrung positiv bereichert.

Insgesamt habe ich im Zeitraum von sechs Monaten in fünf Sitzungen dieses Grundthema mit der Kundin bearbeitet. Hierbei waren die Body2Brain-Übungen ©, die Unterstützung der psychomentalen Gesundheit der Klientin und das schrittweise Erarbeiten ihrer inneren Distanzierungsfähigkeit zentral.

Auf der Grundlage neurobiologischer Erkenntnisse lassen sich gute Gefühle durch taktile Techniken trainieren. In der Kognitionswissenschaft spricht man vom »Embodiment«. Damit wird die These verbunden, dass ein Bewusstsein einen Körper benötigt.

So sind zum Beispiel die Aufnahmefähigkeit und Konzentration für positive Begriffe beim aufrechten Sitzen oder schwungvollen Gehen höher, während beim zusammengesunkenen Sitzen und schlurfendem Gehen von den Sinnesorganen und dem Gehirn eher negative Worte aufgenommen werden (Croos-Müller, 2015a, S. 60 f.).

Die erste Übung, die ich mit der Kundin eingeübt habe, ist die Übung »Breitbeinig stehen als Möglichkeit der Selbstbehauptung«, für den Fall, dass der Lehrmeister Frau Keller anspricht. Breitbeinig stehen ermöglicht einen stabilen Stand und eine Erdung, es kann einen sprichwörtlich nichts so schnell umhauen.

Über diese stabile Position sendet der Körper über die Nervenbahnen die positive Botschaft an das Gehirn: »Du bist stabil, du bist stark« (Croos-Müller, 2015b, S. 24 f.).

Frau Keller hat diese Übung erfolgreich für sich im Kontakt mit dem Lehrmeister genutzt. Sie hat in dem veränderten Verhalten gespürt, dass sie es schafft, sich zu behaupten und die Herausforderung zu bewältigen. Auch der Lehrmeister hat diese Veränderung wahrgenommen, er hat seine Auszubildende nach der Beratung gefragt und angemeldet, doch mit der Beraterin sprechen zu wollen.

Diese Resonanz des Vorgesetzten und das Sichtbarwerden ihrer Veränderung in ihrem Arbeitskontext haben Frau Keller darin bestärkt, sich in der Lehrwerkstatt zu behaupten. Das Experimentieren mit den verschiedenen Körperübungen ermöglichte ihr eine innere Distanz und somit die Entwicklung eines größeren Selbstwerts.

Frau Keller hat die Gesellenprüfung bestanden

Die Unterstützung durch die Beratung und das produktive Nutzen der Übungen haben Frau Keller befähigt, zielorientiert Anforderungen zu absolvieren. Sie hat ihr praktisches Gesellenstück fertiggestellt und die Gesellenprüfung bestanden. In der Abschlusssitzung nach der Prüfung haben wir die Entwicklung der Kundin resümiert und Ideen besprochen, wie sie ihren Erfolg feiern kann.

10 Ausblick

Krise ist ein produktiver Zustand, man muss ihr nur den Beigeschmack der Katastrophe nehmen.
Frisch, zit. nach Kühling, 2015, S. 40

Auch in kurzer Zeit ist Gesundheitsförderung möglich
In ressourcenknappen Phasen, in denen Menschen wenig Zeit für Beratungs- und Coachingprozesse oder Fortbildungseinheiten haben, in Zeiten der langen Wartelisten in psychotherapeutischen Praxen ist es aus unserer Erfahrung hilfreich und dringend erforderlich, Formate zu entwickeln, in denen auch bei scheinbar wenig Zeit echter Kontakt in respekt-, würde- und liebevoller Begegnung gesundheitsförderlich und nachhaltig wirksam hergestellt wird. Überall dort, wo uns das gelingt, erleben wir kraftgebende Resonanz, Vitalität und konstruktive Energie.

Die Gesundheit zu fördern lohnt auch in kurzzeitorientierten Beratungen, ja sogar in jeder einzelnen Begegnung. Wir sollten hierzu keine Gelegenheit ungenutzt lassen und unser Verstehen über das »Wie« beständig nutzen. Dem Thema »Systemischer Gesundheitsförderung« als Ganzheit zukünftig einen expliziten und prominenten Platz in der psychosozialen Versorgung unserer Gesellschaft zu geben, in den grundständigen Ausbildungen psychosozialer Berufe, es einzugliedern in bereits bestehende Konzepte der sozialen Arbeit und in den Curricula von Fort- und Weiterbildungen zu verankern – dieser Vision folgen wir gerne.

Viele Menschen in unserer Gesellschaft haben derzeit Mühe, zeitnahe einen Platz in der Psychotherapie zu finden. Die Wartelisten sind lang und die Wartezeiten ebenso. In Krankheit und Leid ist der

Wunsch nach Gespräch und Unterstützung groß, das Vertrauen in die eigenen Widerstands- und Genesungskräfte nahezu aufgebraucht.

Zeit ist ein relativer Begriff. Sie kann manchmal wie im Fluge vergehen und manchmal nahezu stehenbleiben in unserem inneren Erleben. Ordnen wir uns der zeitlich vorgegebenen Taktung unter, so entspricht sie nur selten unserem inneren Rhythmus. Die empfundene Qualität der verbrachten Zeit lässt uns entscheiden, welchen Einfluss sie auf das Potenzial der inneren Selbstregulation hat, auf die Vermehrung der eigenen Möglichkeiten im Inneren und in den Kontakten nach außen. Zeit nutzen zu wollen, sie eigenförderlich zu verbringen, ist folgerichtig.

Systemische Berater*innen, Therapeut*innen und Coaches sind Expert*innen der Unterschiedsbildung.

Begegnungen, die produktive Unterschiede machen

Es kommt auf den produktiven Unterschied an, den eine Begegnung im Vergleich zu anderen Begegnungen markiert. Dieser Unterschied scheint uns bedeutsamer als der zeitliche Umfang der Beratungsprozesse. Selbst ein einziger Termin kann die Selbstheilungskräfte eines Menschen aktivieren – unter der Voraussetzung echter Begegnung in einem geschützten und würdevollen Raum, in dem der achtsame Umgang mit allen Facetten des Lebens ressourcen- und lösungsorientiert möglich ist. Die basalen Haltungselemente eines humanistischen Weltbildes verknüpft mit den grundlegenden Techniken systemischer und hypnosystemischer Konzepte unter Anwendung des zur Verfügung stehenden erkenntnistheoretischen Wissens bieten ein stabiles Fundament für diese Arbeit. Es ist ein wenig »back to the roots«, ein Besinnen auf das, was uns Menschen vereint, ein Plädoyer für »weniger statt mehr«. Vielleicht macht uns diese Arbeit so viel Freude, weil sie wirkliche Augenhöhe zwischen Berater*in und Klient*in herstellt, tut sie doch beiden gesundheitsförderlich gut.

So einfach darf Entwicklung sein?

Der Unterschied zu anderen Formaten unserer Arbeit liegt in der Einfachheit, häufig in den Rückmeldungen unserer Klient*innen formuliert. Manchmal hören wir dieses Feedback fast beschämt: »So einfach darf Entwicklung sein? Reicht das aus?« Unsere Antwort darauf ist eindeutig »Ja«: Das Einfache in dieser hochkomplexen, schnellen Welt beruhigt, entfaltet heilsame Wirkung im tiefsten Innern! Einfaches anzunehmen, zu tun und zu empfinden ist nicht gerade leicht und doch lohnt es sich sehr: »Diese Veränderungen der Wahrnehmungen und Definitionen von Realität treten – als zentraler Teil des Lösungen-Findens – am ehesten in Dialogen über eine andere Zukunft und über nützliche Ausnahmen auf. Lösungen scheinen eher eine Frage der Fähigkeit von Klient*innen zu sein, ihre Definitionen dessen, was sie wollen und wie dies umzusetzen ist, zu entwickeln und zu erweitern, als eine Frage wissenschaftlicher Problemdefinition, technischen Abtestens und professioneller Intervention. Hierin liegt dann auch ihre – und unsere – Rolle als PraktikerInnen« (De Jong u. Kim Berg, 1998, S. 413).

So ermöglicht eine systemische Gesundheitsförderung in verschiedenen Kontexten und kontextübergreifend den angstfreien Umgang mit Störungsbildern und erweitert die Angebote des Gesundheitswesens um die gleichberechtigte Sicht auf Leben, Lieben und Arbeiten mit dem Ziel der individuellen gesunden Balance. Systemische Gesundheitsförderung öffnet den Zugang zu einem effektiv wirksamen Weg, den Menschen wieder intrinsisch motiviert zu einer erlaubten und gelebten Ganzheit in Gesundheit werden zu lassen – auch jenseits der heilkundlichen Kontexte.

Resilienz in der Krise

Mitten in der Fertigstellung unseres Buches überraschte uns die Corona-Pandemie im März 2020. Eine Krise, die die Lebenskonzepte der Menschen – von Berater*innen und Kund*innen gleichermaßen – erschütterte und uns mit einer neuen, unbekannten Herausforderung konfrontierte. Sie fokussierte uns auf den produktiven Teil der Krise und stellte uns vor neue Entwicklungsaufgaben. In unserer Profession sahen wir unsere Aufgabe, in der Beratung den Adaptionsprozess unserer Kund*innen an die jeweils subjektiv veränderte, neue Lebenswelt zu unterstützen, indem wir kreative und digitale Formate des Kontaktes entwickelten und ermöglichten.

Es war erstaunlich, zu erleben, welch steile Lernkurven auch bei uns selbst möglich sind in dieser besonderen Zeit, die Einschränkungen und Herausforderungen gleichermaßen mit sich brachte. Das Wunder der menschlichen Resilienz, das Erleben der menschlichen Anpassungs- und Entwicklungsfähigkeit, die Kraft der Zuversicht und die Bedeutsamkeit von Gemeinschaft und Solidarität auf dem Weg in eine imaginierte gute und gesunde Zukunft ist in Echtzeit gefühlte Rückkopplung zu den beschriebenen Wirkungen systemischer Gesundheitsförderung.

Es vollzogen sich gewissermaßen parallele Veränderungs- und Entwicklungsprozesse.

Bedeutsam und für uns innerlich leitend waren und sind – neben einer basalen systemischen Haltung – die systemtheoretische Erkenntnis und das Vertrauen in das Prinzip der Selbstorganisation. Den Menschen einen Raum zu bieten, eigene Erlebens- und Verhaltensprozesse vielschichtig und würdevoll zu betrachten, um neue Erkenntnisse für die anstehenden Entwicklungsaufgaben zu gewinnen. So wird jeder einzelne Termin in solch einem Raum lohnend für eine erste Aktivierung gesundheitsförderlicher Selbstorganisation.

Dies ist auch in Zukunft unsere Kernaufgabe, die wir mit Demut, Dankbarkeit und großer Freude annehmen.

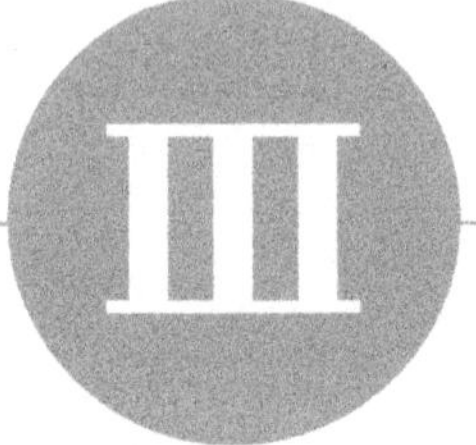

Am Ende

11 Danksagung

Wir schließen unser Buch mit einem Dankeschön:

An unsere Kund*innen aus vielfältigen Begegnungen und Teilnehmenden der von uns an unterschiedlichen Instituten geleiteten systemischen Weiterbildungen. Sie alle haben uns im Vertrauen auf unsere Kompetenz bestärkt, inspiriert und ermutigt, unsere Ideen weiterzuentwickeln und in diesem Buch niederzuschreiben.

An Jochen Schweitzer, dafür, dass er unser Thema in diese Buchreihe aufgenommen und unseren Schreibprozess so wertschöpfend begleitet hat.

An unsere Familien für ihre liebevolle Unterstützung und Geduld bei der Realisierung dieses Projektes.

Und einander für die stets kollegiale, wertschätzende und kreative Zusammenarbeit.

Denn eine Gesundheit an sich gibt es nicht, und alle Versuche,
ein Ding derart zu definieren, sind kläglich missraten.
Es kommt auf dein Ziel, deinen Horizont, deine Kräfte,
deine Antriebe, deine Irrtümer und namentlich auf
die Ideale und Phantasmen deiner Seele an, um zu bestimmen,
was selbst für deinen Leib Gesundheit zu bedeuten habe.
Nietzsche, zit. nach Aurenque, 2018, S. 170

12 Literatur

Aambø, A. (2012). Halte es klar und einfach! In M.Vogt, F. Wolf, P. Sundman, H. N. Dreesen (Hrsg.), Begegnungen mit Steve de Shazer und Insoo Kim Berg (S. 11–14). Dortmund: Verlag Modernes Lernen.

Ansorg, A. (2007). ABC des Glaubens, Münster: Monsenstein und Vannerdat.

Aurenque, D. (2018). Die medizinische Moralkritik Friedrich Nietzsches. Wiesbaden: Springer.

Bohne, M., Ohler, M., Schmidt, G., Trenkle, B. (2019). Reden reicht nicht!? Bifokal-multisensorische Interventionsstrategien für Therapie und Beratung (2. Aufl.). Heidelberg: Carl Auer.

Bohne, M. (2019). Bitte Klopfen! Anleitung zur emotionalen Selbsthilfe (6. überarbeitete und erweiterte Aufl.). Heidelberg: Carl-Auer.

Brentrup, M., Geupel, B. (2016). Selbstwert, Selbstfürsorge und Achtsamkeit. Verfahrensübergreifendes Übungsbuch für zentrale Variablen psychotherapeutischer Prozesse (2., verbesserte Aufl.). Dortmund: Borgmann Media.

Croos-Müller, C. (2015a). Kraft – Der neue Weg zu innerer Stärke. Ein Resilienztraining. München: Kösel.

Croos-Müller, C. (2015b) Kopf hoch – Das kleine Überlebensbuch. Soforthilfe bei Stress, Ärger und anderen Durchhängern. München: Kösel.

De Jong, P., Kim Berg, I. (1998). Lösungen (er)finden – Das Werkstattbuch der lösungsorientierten Kurztherapie. Dortmund: Verlag Modernes Lernen.

De Shazer, S., Dolan, Y. M. (2018). Mehr als ein Wunder. Lösungsfokussierte Kurztherapie heute (6. Aufl.). Heidelberg: Carl-Auer.

Flatten, G. (2011). Posttraumatische Belastungsstörungen. In G. Schiepek (Hrsg.), Neurobiologie der Psychotherapie (2. Aufl., S. 450–471). Stuttgart: Schattauer.

Hain, P. (2014). Humor in der (hypno)systemischen Therapie. In T. Levold, M. Wirsching (Hrsg.), Systemische Therapie und Beratung – das große Lehrbuch (S. 268–271). Heidelberg: Carl-Auer.

Hanh, T. N. (2004). Jeden Augenblick genießen – Übungen zur Achtsamkeit. Freiburg i. Br. et al.: Herder.

Hanh, T. N. (1997). Das Glück, einen Baum zu umarmen. München: Goldmann.

Hannes, R. (2000). Glück ist keine Glückssache. Ein Lese- und Lernbuch. Göttingen: Vandenhoeck & Ruprecht.

Harrer, M. E., Weiss, H. (2015). Wirkfaktoren der Achtsamkeit – wie sie die Psychotherapie verändern und bereichern. Stuttgart: Schattauer.

Hanswille, R. (2015). Haltungen systemischer Therapeuten und Therapeutinnen. In R. Hanswille (Hrsg.), Handbuch systemische Kinder- und Jugendlichenpsychotherapie (S. 23–69). Göttingen: Vandenhoeck & Ruprecht.

Lutz Hochreutener, S. (2009). Spiel – Musik – Therapie. Methoden der Musiktherapie mit Kindern und Jugendlichen. Göttingen et al.: Hogrefe.

Hüther, G. (2018). Würde. Was uns stark macht – als Einzelne und als Gesellschaft. München: Knaus.

Kabat-Zinn, J. (2013). Achtsamkeit für Anfänger. Freiburg i. Br.: Arbor.

Kellermann, I., Roedel, B. (2014). Genogrammarbeit. In T. Levold, M. Wirsching (Hrsg.), Systemische Therapie und Beratung – das große Lehrbuch (S. 227–233). Heidelberg: Carl-Auer.

Kindl-Beilfuß, C. (2008). Fragen können wie Küsse schmecken. Systemische Fragetechniken für Anfänger und Fortgeschrittene. Heidelberg: Carl Auer.

Kriz, J. (2005). Schöpferisches Chaos in der Psychotherapie. Systems, Jg. 19 (1), S. 20–45.

Kriz, J. (2017). Subjekt und Lebenswelt. Personzentrierte Systemtheorie für Psychotherapie, Beratung und Coaching. Göttingen: Vandenhoeck & Ruprecht.

Kriz, J. (2019). Personzentrierte Systemtheorie und ihre praktische Bedeutung im Coaching. https://www.coaching-magazin.de/prozesse-settings/personzentrierte-systemtheorie (Zugriff am 14.12.2020).

Kühling, L. (2015). Das Problem, der Spruch, die Lösung. Aphorismen in Beratung, Therapie und Supervision. Göttingen: Vandenhoeck & Ruprecht.

Lauterbach, M. (2018). Einführung in das systemische Gesundheitscoaching. Heidelberg: Carl-Auer.

Lindner, R. (2015). Reframing. In R. Hanswille (Hrsg.), Handbuch systemische Kinder- und Jugendlichenpsychotherapie (S. 387–391). Göttingen: Vandenhoeck & Ruprecht.

Marks, S. (2017). Die Würde des Menschen ist verletzlich. Was uns fehlt und wie wir es wiederfinden. Ostfildern: Patmos.

Peter, L. J. (1976). Das Peter-Programm oder der 66-Punkte-Plan, mit dem man Problemen, Pannen und Pleiten Paroli bieten kann. Hamburg: Rowohlt.

Ostermann, D. (2010). Gesundheitscoaching. Wiesbaden: VS Verlag für Sozialwissenschaften.

Petzold, H. (1993). Integrative Therapie. Teil 2: Klinische Theorie. Paderborn: Junfermann.

Rogers, C. R. (1961/1973). Entwicklung der Persönlichkeit. Psychotherapie aus der Sicht eines Therapeuten. Stuttgart: Klett-Cotta.

Schlippe, A. v., Schweitzer, J. (2019). Gewusst wie, gewusst warum. Die Logik systemischer Interventionen. Göttingen: Vandenhoeck & Ruprecht.

Schlippe, A. v., Schweitzer, J. (2012). Lehrbuch der systemischen Therapie und Beratung I. Das Grundlagenwissen. Göttingen: Vandenhoeck & Ruprecht.

Schwing, R. (2014). Fragetechnik, Reframing und aktivierende Methoden. In T. Levold, M. Wirsching (Hrsg.), Systemische Therapie und Beratung – das große Lehrbuch (S. 166–171). Heidelberg: Carl-Auer.

Seidlitz, H., Theiss, D. (2016). Ressourcenorientierte Gesprächsführung am Telefon und bei niedrigschwelligen Kontakten (4. Aufl.). Dortmund: Borgmann Media.

Spreiter, M. (2014). Burnoutprävention für Führungskräfte. Freiburg i. Br.: Haufe.

Wienands, A. (2010). Einführung in die körperorientierte systematische Therapie. Heidelberg: Carl-Auer.

Zurhorst, G., Gottschalk-Mazouz, N. (2008). Krankheit und Gesundheit. Göttingen: Vandenhoeck & Ruprecht.

Weiterführende Literatur

Bateson, G. (1983). Ökologie des Geistes. Anthropologische, psychologische, biologische und epistemologische Perspektiven. Frankfurt a. M.: Suhrkamp.

Croos-Müller, C. (2019) Bleib cool – Das kleine Überlebensbuch für starke Nerven. Soforthilfe bei Stress, Arbeitsfrust & Co. München: Kösel.

Lauterbach, M. (2015). Engagiert und gesund bleiben. Kluge Selbstsorge in der psychosozialen Arbeit. Köln: Balance-Buch + Medien.

Schmidt, G. (2010). Einführung in die hypnosystemische Therapie und Beratung (3. Aufl.). Heidelberg: Carl-Auer.

Schubert, F.-C., Rohr, D., Zwicker-Pelzer, R. (2019). Beratung. Grundlagen – Konzepte – Anwendungsfelder. Wiesbaden: Springer.

Schwing, R., Fryszer, A. (2017). Systemisches Handwerk. Werkzeug für die Praxis (8. Aufl.). Göttingen: Vandenhoeck & Ruprecht.

Simon, F. B. (2011). Einführung in Systemtheorie und Konstruktivismus (5. Aufl.). Heidelberg: Carl-Auer.

13 Die Autorinnen

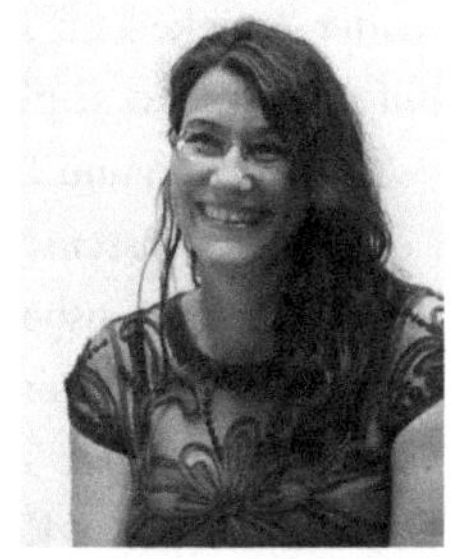

Anke Lingnau-Carduck ist Diplom-Sozialpädagogin, Supervisorin (IFS), Systemische Therapeutin (DGSF) und Lehrtherapeutin (DGSF) für systemische Beratung, Therapie und Multifamilientherapie. Sie arbeitet in freier Praxis in Haan im Rheinland.

Sie war von 1989 bis 2015 für den freien Jugendhilfeträger SHED e. V. in Wuppertal tätig und leitete über zwanzig Jahre die Abteilung der ambulanten erzieherischen Hilfen. Auch in ihrer freien Praxis entwickelt sie systemische Konzepte zur Verankerung in der regionalen Jugendhilfelandschaft, begleitet Familien in ihren Veränderungswünschen mit aufsuchender Familientherapie und Multifamilientherapie. In den Kontexten der sozialen Arbeit unterstützt sie die Potentialentfaltung von Mitarbeiter*innen, schult Netzwerkkompetenzen und engagiert sich auf jugendhilfepolitischen und fachverbandlichen Ebenen.

Neben der der systemischen Gesundheitsförderung und der systemischen Lehre an verschiedenen Weiterbildungsinstituten und Fachhochschulen beschäftigt sie sich als Praktikerin leidenschaftlich gerne mit der Frage »Wie bringe ich wissenschaftliche Erkenntnisse und Ideen in die Umsetzung?« und entwickelt systemische Techniken mithilfe von analogen Materialien.

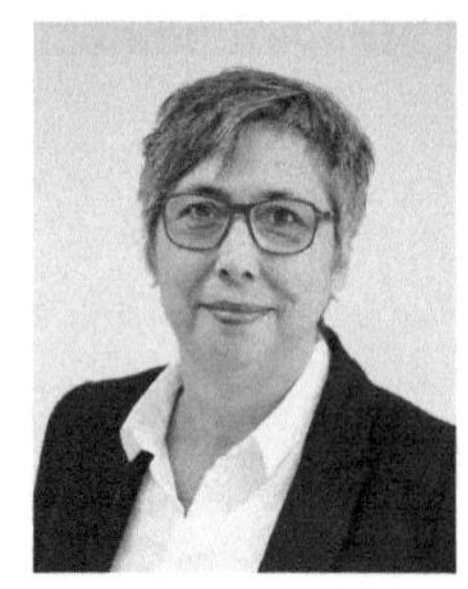

Katharina Kronenberg ist Diplom-Sozialarbeiterin, Systemische Therapeutin, Systemische Supervisorin (SG und DGSF), Coachin und Organisationsentwicklerin (DGSF), Lehrtherapeutin Lehrsupervisorin und lehrende Coachin (DGSF).

Sie hat langjährige Berufserfahrung in pädagogischer, beraterischer und leitender Tätigkeit im Arbeitsfeld Jugendhilfe und arbeitet seit 2004 in freier Praxis in Marienheide und Köln.

Als Dozentin und Trainerin ist sie bundesweit für das Systemische Zentrum des wissenschaftlichen Instituts für Systemische Psychologie und Institutionsberatung (WISPO AG) tätig.

Neben der systemischen Gesundheitsförderung liegen die Schwerpunkte ihrer Tätigkeit als Supervisorin in sozialen Kontexten zu den Themen Konfliktmanagement, Teamentwicklung sowie Stärkung der Arbeitsfähigkeit.

Mit Kreativität und ihrem rheinischen Humor setzt sie ihre Kompetenz ein, um Menschen, Teams und Organisationen in ihren Veränderungs- und Entwicklungswünschen zu unterstützen und sie zu bestärken, ihre Spielräume eigenverantwortlich zu nutzen und zu gestalten.